心血管疾病
常见症状体征鉴别
——附典型病例分析

主 编 张 军

编 者（以姓氏汉语拼音为序）

付金国　高光仁　郭　润　何路平　姜盈盈
李凤鹏　马晓丽　马占锋　牛和平　万艳芳
王　君　王　磊　王　宁　王佳傲　肖　娜
于　恺　张　军　张倩玉　郑　楠　穆丽萍

U0388328

人民卫生出版社
·北京·

图书在版编目（CIP）数据

心血管疾病常见症状体征鉴别：附典型病例分析 /
张军主编. -- 北京：人民卫生出版社，2025. 3.
ISBN 978-7-117-37642-6

Ⅰ. R540. 4

中国国家版本馆 CIP 数据核字第 2025V7R275 号

人卫智网	www.ipmph.com	医学教育、学术、考试、健康，购书智慧智能综合服务平台
人卫官网	www.pmph.com	人卫官方资讯发布平台

心血管疾病常见症状体征鉴别
——附典型病例分析
Xinxueguan Jibing Changjian Zhengzhuang Tizheng Jianbie
——Fu Dianxing Bingli Fenxi

主　　编：张　军
出版发行：人民卫生出版社（中继线 010-59780011）
地　　址：北京市朝阳区潘家园南里 19 号
邮　　编：100021
E - mail：pmph @ pmph.com
购书热线：010-59787592　　010-59787584　　010-65264830
印　　刷：廊坊一二〇六印刷厂
经　　销：新华书店
开　　本：787×1092　1/16　　印张：10
字　　数：243 千字
版　　次：2025 年 3 月第 1 版
印　　次：2025 年 3 月第 1 次印刷
标准书号：ISBN 978-7-117-37642-6
定　　价：89.00 元

打击盗版举报电话：010-59787491　E-mail：WQ @ pmph.com
质量问题联系电话：010-59787234　E-mail：zhiliang @ pmph.com
数字融合服务电话：4001118166　　E-mail：zengzhi @ pmph.com

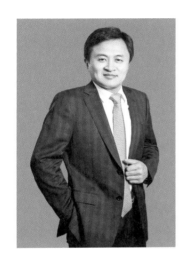

张军　主任医师，教授，博士研究生导师。现任沧州市中心医院副院长兼心血管内科医学中心主任，冠心病中心主任，心血管内科学科带头人，心血管内科院士工作站站长，享受国务院政府特殊津贴，获中国医师最高奖项第六届"中国医师奖"，获"全国优秀科技工作者"、河北省"三三三人才工程"第二层次人选、沧州市专业技术拔尖人才、"沧州十大能人""一带一路先锋""白求恩精神践行者"等荣誉。

从医 30 余年，在冠心病、高血压、心律失常、心肌病及心力衰竭的诊疗方面积累了丰富的临床经验，对心血管内科急、危、重症的抢救有独到见解，在国内首先应用必要时改良的 Y 支架技术（PMY）及改良拘禁球囊技术（MJBT）治疗冠状动脉分叉病变，在省内首次应用植入式 Holter 记录和诊断难以捕捉的心律失常，目前致力于急性心肌梗死缺血再灌注损伤防治、血管病变早期检测、改善血管内皮功能、动脉粥样硬化及高血压防治等方向的基础及临床研究。

承担多项省市级计划课题，获河北省科学技术进步奖三等奖 4 项，河北医学科技奖一等奖 3 项，沧州市科学技术进步奖一等奖 3 项、二等奖 7 项。在国外期刊发表 SCI 论文 30 余篇，发表国家级核心期刊论文 60 余篇，著作 6 部。国家发明专利 1 项。

在建设健康中国的伟大征程中，特别是依据《"健康中国 2030"规划纲要》中针对心血管疾病防治提出的明确要求和既定目标，心血管疾病防治已然跃升至国家医疗战略的高度。近 10 余年心血管疾病发病率逐年上升且呈现日益年轻化的态势，带来了前所未有的严峻挑战。心血管疾病致死、致残率较高，不仅造成患者身体上的苦痛折磨，还时常引发焦虑、抑郁等心理障碍，极大扰乱了患者的正常生活与工作秩序，导致生活品质下滑和家庭经济负担增高。因此，及时识别可能发生心血管疾病的症状或体征，不但有助于患者得到及时、有效的治疗，延缓病情的进展，降低并发症的发生率，进而挽救患者的生命，而且对于节省医疗开支、优化医疗资源配置具有重要意义。

《心血管疾病常见症状体征鉴别——附典型病例分析》一书全方位地梳理了心血管疾病的常见症状与体征，并通过典型病例进行深入解析，使读者更加透彻地理解心血管疾病的临床表现细节、诊断策略、治疗手段以及最终的治疗效果，不断提高临床诊治能力，以便为患者提供更加高效的医疗服务，从而满足医务人员（尤其是基层医务人员）的需求。

总之，本书通过对典型病例的精细剖析，揭开隐藏在症状背后的关键疾病信息，对于协助医务人员精准诊治心血管疾病具有重要的价值。让我们并肩踏上这段关乎心脏健康的探索征程，共同为心血管健康筑牢坚固防线！

韩雅玲

中国工程院院士

中国人民解放军北部战区总医院全军心血管病研究所所长

心血管内科主任

2024 年 12 月 2 日

前　言

　　症状是心血管疾病诊疗的基础，病例是临床医师最好的老师。医学教育要回归临床、回归基本功。为了帮助广大临床医师更好地理解和掌握心血管内科常见症状体征的诊断与处理，我们团队历时数年，精心编撰了《心血管疾病常见症状体征鉴别——附典型病例分析》这部书。本书从心血管内科常见症状出发，涵盖各种症状的定义、发病机制、常见病因、问诊要点、诊断与鉴别诊断及诊疗流程，以病例分析的形式，对每种症状所涉及疾病进行具体讲解。

　　本书共收录了八种心血管内科最常见的症状，分别为胸痛、呼吸困难、心悸、水肿、晕厥、乏力、咳嗽、咯血。每种症状均由临床病例展开讨论，并进行了深入浅出的分析探讨。每个病例包含基本临床资料、诊治经过和思维思辨过程等方面内容，读者可通过阅读本书提高心血管临床诊断思维能力，并在多学科综合诊疗（MDT）的头脑风暴中突破自身局限，获取新认知、新启发。我们希望，通过阅读本书，在面对复杂多变的临床情况时，读者能够迅速找到有价值的信息，从而提高诊疗效率和准确性，减少误诊与漏诊。本书言简意赅，实用性强，旨在为心血管内科临床医师、规培医生、在校研究生及基层医院全科医师的成长提供助力，帮助他们在实践中积累经验，提升专业技能。

　　非常感谢韩雅玲院士在百忙之中为此书作序。感谢为本书的出版提供病例资料的超声科、检验科、CT室等平台科室。这本书能和大家见面，归功于各位参编者。编写过程中的每一个细节都倾注了大家的心血。从病例收集，到内容的整理与编排，每一步都经历了反复的讨论与修订。在这一过程中，我们团队成员充分发挥各自的专业特长，共同探讨，互相学习，使得本书的内容更加丰富、严谨与实用。感谢每一位参与编辑和校对的同事，是你们的辛勤付出，让这本书得以顺利完成。每一次修改与调整，都在不断提升书稿的质量，使之更贴近临床医师的需求。

　　《心血管疾病常见症状体征鉴别——附典型病例分析》的发布，不仅是我们团队努力的结晶，更是我们对心血管内科事业的热爱与奉献。希望每位读者在翻阅本书的同时，能够感受到我们对医学的热情与责任。愿这本书能在你的学习与工作中发挥积极的作用，助你在医学的道路上越走越远。让我们共同携手，为心血管内科的发展贡献自己的力量，为每一位患者的健康保驾护航。本书如有不当之处，敬请各位同道不吝批评与指正。

张　军

2025 年 1 月

目　录

第一章　胸痛

定义

　　胸痛是指位于胸前区的不适感，包括闷痛、针刺痛、烧灼感、紧缩感、压榨感等，有时可放射至面颊及下颌部、咽颈部、肩部、后背部、上肢或上腹部，表现为酸胀、麻木或沉重感等。胸痛是一种常见的临床症状，病因繁杂，涉及多个器官和系统，病情程度轻重不一，有的是急性致命性事件先兆，预后极差，因此被广大医生和患者所重视。

发病机制与常见病因

（一）发病机制

　　外伤、炎症、肿瘤及某些理化因素所致组织损伤刺激肋间神经、膈神经、脊神经后根或迷走神经等分布在食管、支气管、肺、胸膜、心脏及主动脉的神经末梢，均可引起胸痛。

（二）常见病因

　　1. 心脏源性　冠心病（心绞痛、心肌梗死、变异型心绞痛、心脏 X 综合征等）、心肌炎、心包炎、瓣膜病、肥厚型心肌病等。

　　2. 血管源性　主动脉夹层、肺栓塞等。

　　3. 肺源性　肺炎、胸膜炎（炎症、外伤或肿瘤浸润等）、气胸、纵隔肿物等。

　　4. 骨骼肌肉疾病　肋软骨炎、肋间肌肉损伤、肋间神经损伤、颈部脊髓病变、颈椎病、胸壁肿瘤等。

　　5. 消化系统疾病　食管炎、反流性食管炎、胃黏膜撕裂、消化性溃疡、胆囊结石、食管裂孔疝、食管撕裂、胰腺炎等。

　　6. 其他　带状疱疹、多发性骨髓瘤、自主神经功能紊乱、过度换气综合征等。

问诊要点

　　1. 疼痛部位与放射痛部位　有无具体疼痛位点，疼痛部位在胸骨后、一侧还是整个胸部，放射部位。

　　2. 疼痛性质与程度　是酸胀痛、尖锐痛、闷痛、压榨痛、烧灼痛、剧痛，还是隐痛等。

　　3. 持续时间　起病时间，缓解时间，持续性或阵发性。

4. 诱发因素 如药物、活动、呼吸、进食、姿势、咳嗽等。

5. 伴随症状 有无发热、咳嗽、咯血、吞咽困难、胸闷、呼吸困难、晕厥、大汗、腹痛等。

6. 处理经过 治疗措施，是否服用药物，对药物治疗的反应（如对硝酸甘油的反应）等。

7. 外伤史 有无外伤。

8. 既往史 心血管疾病、呼吸系统疾病、糖尿病病史、吸烟史、过敏史、家族史等。

诊断与鉴别诊断

（一）心绞痛

心绞痛是冠状动脉供血不足，心肌急剧、暂时缺血缺氧所引起的临床综合征，其特点为阵发性的前胸压榨性疼痛，可伴有其他症状。疼痛主要位于胸骨后部，可放射至心前区与左上肢，常发生于劳动或情绪激动时，持续数分钟，休息或用硝酸酯制剂后消失。

（二）急性冠脉综合征（acute coronary syndrome，ACS）

ACS 包括不稳定型心绞痛、非 ST 段抬高型心肌梗死和 ST 段抬高型心肌梗死。由于冠状动脉内粥样硬化斑块破裂，形成血栓，造成冠状动脉部分或完全阻塞，使得该冠状动脉供血区血流减慢，甚至消失。如果这个过程持续超过 15 分钟，供血区心肌细胞就会发生不可逆性凋亡。典型表现为发作性胸骨后闷痛，紧缩压榨感或压迫感、烧灼感，可向左上臂、下颌、颈、背、肩部或左前臂尺侧放射，呈间断性或持续性，伴有出汗、恶心、呼吸困难、窒息感，甚至晕厥，持续 10～20 分钟，含硝酸甘油不能完全缓解时常提示急性心肌梗死。不典型表现有牙痛、咽痛、上腹隐痛、胸部针刺样痛，或仅有呼吸困难，这些常见于老年、女性、糖尿病、慢性肾功能不全或认知功能障碍患者。重症患者可出现皮肤湿冷、面色苍白、烦躁不安、颈静脉怒张等，听诊可有肺部啰音、心律不齐、心脏杂音、心音分裂、第三心音、心包摩擦音和奔马律。心电图、心肌酶谱及冠状动脉造影结果能明确诊断。

（三）其他与冠状动脉粥样硬化不相关的心血管疾病

以下与冠状动脉粥样硬化不相关的心血管疾病也会导致胸痛。

1. 有些心绞痛患者，冠状动脉造影或冠状动脉 CT 血管造影（CTA）均未提示明确的冠状动脉粥样硬化证据，甚至腔内影像技术发现冠状动脉相对正常，或有轻度斑块浸润，以静息发作为主，发作时伴有一过性 ST 段抬高，缓解后 ST 段回落，临床称为变异型心绞痛，这可能由冠状动脉痉挛所致。另外，还有一种较常见的引起心绞痛的原因——心脏 X 综合征，常有典型的心绞痛症状，伴有明确的缺血证据，但冠状动脉造影大致正常，常见于围绝经期女性，目前病因仍不明确。

2. 心包炎 心包炎的胸痛症状与发热同时出现，呼吸和咳嗽时加重，早期即有心包摩擦音，心包摩擦音和胸痛在心包腔出现渗液时均消失，全身症状一般不如急性心肌梗死严重。心电图除 aVR 导联外，其余导联均有 ST 段弓背向下抬高，T 波倒置，无异常 Q 波出现。

3. 心肌炎 多由病毒感染引起，好发于儿童及青壮年。发病之初常以感冒症状为先驱，如恶寒发热、全身酸痛、咽喉痛、咳嗽或呕吐、腹泻等，1～2 周后出现胸痛、胸闷、心悸、气短、心前区不适等尤其应引起注意。体格检查常伴有心动过速、过缓或不齐,心音低钝,心尖部听到吹风样收缩期杂音等。重症心肌炎多呈暴发型,起病急骤,数小时至1～2天内出现心功能不全的表现,或很快发生心源性休克。

4．心脏瓣膜或心肌肥厚有时会造成典型的心绞痛。如患者存在二尖瓣脱垂或主动脉瓣狭窄、肥厚型心肌病等,因存在机械性梗阻或交感神经亢进,尽管冠状动脉没有明显的管腔狭窄,但由于心肌耗氧量增加,也会造成心脏氧供需矛盾,引起胸痛。体格检查可有明显的心脏杂音,超声心动图亦有明显提示。

（四）主动脉夹层

主动脉夹层是造成严重胸痛的另一种原因。胸痛一开始即达高峰,常放射至背、肋、腹、腰和下肢,两上肢血压和脉搏可有明显差别,可有主动脉瓣关闭不全的表现,偶有意识模糊和偏瘫等神经系统受损症状。但血清心肌损伤标志物多无升高,超声心动图、CT、正电子发射体层显像/磁共振成像或主动脉CTA检查有助于诊断。

（五）胸壁疼痛

疼痛部位多集中于一点,患者能明确指出。疼痛时间不长,通常每次只维持一两秒,深呼吸、咳嗽、打喷嚏或固定动作时胸口即感到刺痛甚至剧痛,但大多于数天至两三周内好转。

（六）肋软骨炎

初期患者可感到胸痛,数日后受累肋软骨部位出现肿胀隆起、钝痛或锐痛的肿块,偶有红肿,发生部位多为胸骨旁第2～4肋软骨,以第2肋软骨最常见,偶尔也可发生于肋弓。本病多侵犯单根肋骨,偶见多根或左右两侧肋骨同时受累。局部压痛明显,疼痛剧烈者向后背肩胛部或侧肩、上臂、腋窝处放射,深呼吸、咳嗽、活动时加剧。

（七）带状疱疹

由于水痘-带状疱疹病毒具有亲神经性,感染后可长期潜伏于脊髓神经背根神经节的神经元内。当抵抗力低下或劳累、感染、感冒时,病毒可再次生长繁殖,并沿神经纤维移至皮肤,使受侵犯的神经和皮肤产生强烈的炎症。皮疹一般有单侧性和按神经节段分布的特点,由集簇性的疱疹组成,并伴有剧烈疼痛,年龄越大,神经痛越重。本病好发于成人,春秋季节多见。

（八）消化道疾病

1．**胃食管反流病**　此病是由于食管下括约肌功能失调,胃十二指肠内容物反流进入食管,导致食管黏膜充血、水肿、糜烂、溃疡、增生、管腔狭窄等非特异性炎症。临床表现为反酸、嗳气、胸骨后烧灼或疼痛、吞咽困难等。

2．**食管痉挛**　此病是以高压型食管蠕动异常为动力学特征的原发性食管运动障碍疾病,病变主要在食管中下段,表现为高幅的、为时甚长的、非推进性的重复性收缩,致使食管呈串珠状或螺旋状狭窄,而上段食管及食管下括约肌常不受累,常以慢性间歇性胸痛和吞咽困难为主要症状。任何年龄均可发病，多见于 50 岁以上。

3. 食管炎 以胸骨和剑突后烧灼感，吞咽疼痛、困难，以及胸骨后疼痛为临床表现居多。一般食管炎出血较轻微，但也可能引起呕血或黑便（柏油便），严重时可引起食管痉挛及食管狭窄，吞咽食物感到"发噎"，甚至呕吐。

4. 其他消化道疾病 包括消化性溃疡、胆囊疾病、胰腺炎、肠易激综合征等，也可引起胸痛，还会伴有其他消化系统的症状及体征，包括与进食的关系等，超声及 CT 检查均有助于诊断。

（九）肺部疾病

1. 肺栓塞 可发生胸痛、咯血、呼吸困难和休克，但有右心负荷急剧增加的表现，如发绀、肺动脉瓣区第二心音亢进、颈静脉充盈、肝大、下肢水肿等。心电图 I 导联 S 波加深，III 导联显著 Q 波及 T 波倒置，胸前导联过渡区左移，右胸导联 T 波倒置等改变。肺通气 / 灌注扫描、肺动脉 CTA 或肺动脉造影可确诊。

2. 肺炎 多有剧烈的胸痛，常呈针刺样，随咳嗽或深呼吸而加剧，可放射至肩或腹部。如为下叶肺炎，可刺激膈胸膜引起剧烈腹痛，易被误诊为急腹症，多伴有咳嗽、咳痰、发热及呼吸困难等。

3. 胸膜炎 胸痛是胸膜炎最常见的症状，常突然发生，程度差异较大，或仅在患者深呼吸或咳嗽时出现，也可持续存在，并因深呼吸或咳嗽而加剧。胸痛由壁胸膜的炎症引起，出现于炎症部位的胸壁，也可表现为腹部、颈部或肩部牵涉痛。深呼吸可致疼痛，引起呼吸浅快，患侧肌肉运动较对侧弱。若发生大量积液，可致两层胸膜相互分离，则胸痛可消失。大量胸腔积液可致呼吸时单侧或双侧肺活动受限，发生呼吸困难。体格检查可闻及胸膜摩擦音。

4. 气胸 尤其是张力性气胸会突发胸痛，为尖锐、持续性刺痛或刀割痛，吸气时加重。多在前胸、腋下部，可放射至肩、背、上腹部，随之出现呼吸困难，严重程度与气胸发生的快慢、类型、肺萎缩程度和基础肺功能有密切关系。胸部 X 线或 CT 检查可明确诊断。

（十）其他

心理原因如换气过度或抑郁症可能会导致胸痛，女性多见，有时有心电图的变化，但临床症状不典型，多有自主神经功能失调症状，可选用症状自评量表（Symptom Checklist 90，SCL-90）、医院焦虑抑郁量表（Hospital Anxiety and Depression Scale，HADS）、汉密尔顿焦虑 / 抑郁量表（Hamilton Anxiety Scale/Hamilton Depression Scale，HAMA/HAMD）、焦虑 / 抑郁自评量表（Self-Rating Anxiety Scale/Self-Rating Depression Scale，SAS/SDS）等辅助检查进行早期识别。

🔧 诊疗流程

询问病史和体格检查应在 5 分钟内完成，可以初步评估出 ACS、肺栓塞、主动脉夹层、气胸、心包炎五大高危胸痛的可能性。同时，应对 ACS 进行危险分层、缺血及出血风险的评估，最后制订个体化的治疗方案（图 1-1）。

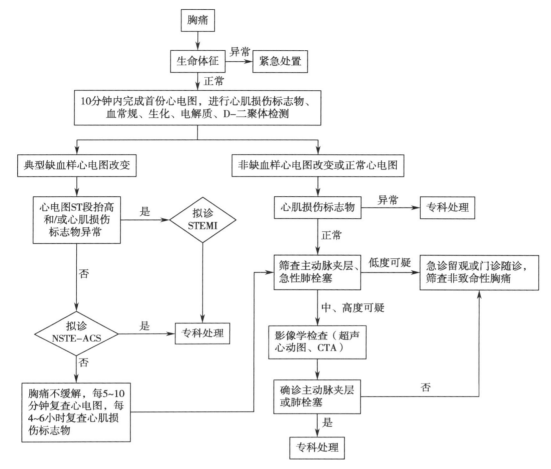

图 1-1 胸痛临床评估与诊疗流程

STEMI，ST 段抬高型心肌梗死（ST-segment elevation myocardial infarction，STEMI）；NSTE-ACS，非 ST 段抬高型急性冠脉综合征（non-ST-segment elevation acute coronary syndrome，NSTE-ACS）；CTA，CT 血管造影（CT angiography）。

对于生命体征异常的胸痛患者，包括神志模糊和 / 或意识丧失、面色苍白、大汗及四肢厥冷、低血压（血压<90/60mmHg）、呼吸急促或困难、低氧血症（血氧饱和度<90%），提示为高危，需马上紧急处理。在抢救患者的同时，积极明确病因。对于无上述高危临床体征的胸痛患者，需警惕可能潜在的危险性。对生命体征稳定的胸痛患者，详细询问病史是病因诊断的基础。大多数情况下，结合临床病史、体格检查以及特定的辅助检查，可以准确判断患者胸痛原因。需要强调的是，临床医生面对每一例胸痛患者，均应优先排查致命性胸痛。

典型病例

（一）心包炎所致胸痛

患者男性，28 岁。

主诉：发热 6 天，胸痛、气短 1 天。

现病史：患者 6 天前受凉后出现发热，体温最高达 39.1℃，无咳嗽、咳痰，无胸痛、气短，无呼吸困难，无腹痛、腹泻，无尿频、尿急等症状。在当地医院予以抗感染及抗病毒等治疗，症状无明显好转。入院前 1 天再次发热，体温为 39.1℃，伴有胸痛、气短等不适，与呼吸相关，急来就诊。

既往史：既往体健。

个人史：无烟、酒等不良嗜好。

家族史：否认有遗传疾病史，家族中无同病患者。

体格检查：体温 38.4℃，脉搏 136 次 /min，呼吸 56 次 /min，血压 150/75mmHg。神志清，精神差，呼吸急促，颜面部大汗。双侧瞳孔对光反射灵敏。口唇无发绀，咽充血，扁桃体不大。双肺呼吸音低，未闻及明显干、湿啰音。心律齐，未闻及杂音。腹部平坦，上腹部触之有不适，肠鸣音正常。双下肢无水肿。

辅助检查：实验室检查显示血清肌钙蛋白 I（cTnI）明显升高（8.95ng/ml）。血常规显示白细胞计数 $14×10^9$/L。血氧饱和度 95%（面罩吸氧）。胸、腹部 CT 检查未见异常。床旁超声心动图显示三尖瓣少量反流，舒张末期左心室后心包腔内可见前后径约 3mm 的液性暗区，左心功能未见明显异常，射血分数（ejection fractions，EF）61%。心电图显示 aVR 导联 ST 段压低，余各导联 ST 段抬高（图 1-2）。

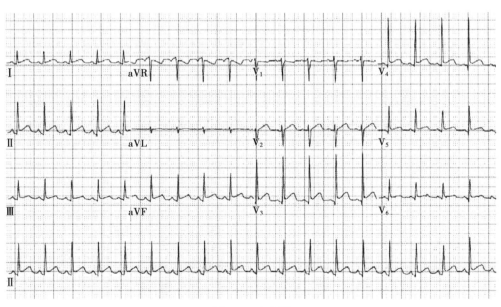

图 1-2 心电图

入院诊断：急性心包炎。

诊治过程、临床分析与决策：患者青年男性，有明确感染病史，伴有与呼吸相关的胸痛，结合辅助检查结果（cTnI 升高、心电图特征性表现及超声心动图所示），诊断急性心包炎明确。经积极抗感染、营养心肌及对症治疗后，症状逐渐好转。复查心肌酶、超声心动图，恢复正常。符合急性心包炎的病程。

最终诊断：急性心包炎。

预后及随访：出院后患者正常生活，1个月后复查超声心动图、心电图，均正常。

讨论：急性心包炎是由心包脏层和壁层急性炎症引起的综合征。临床特征包括胸痛、心包摩擦音和一系列异常心电图变化。病因较多，可来自心包本身疾病，也可为全身性疾病的一部分，临床上以结核性、非特异性、肿瘤者为多见，全身性疾病如系统性红斑狼疮、尿毒症等病变易累及心包引起心包炎。其治疗包括对原发疾病的病因治疗、解除心脏压塞和对症治疗，自然病程取决于病因。但患者预后如何，仍需进一步观察随访，以防缩窄性心包炎的可能。

（二）经皮冠状动脉介入治疗（percutaneous coronary intervention，PCI）术后再发胸痛

患者男性，61岁。

主诉：阵发性胸痛2个月，PCI术后再发胸痛。

现病史：患者2个月前因突发心前区疼痛，向左上肢放射，症状持续1小时不缓解来院。急诊心电图显示窦性心律，$V_1 \sim V_4$ 导联 ST 段抬高。急诊冠状动脉造影显示左冠状动脉前降支（left anterior descending coronary artery，LAD）中段重度狭窄（图1-3A），植入2枚支架（图1-3B），症状缓解后，带药出院。院外症状仍有发作，性质同前，发作数分钟可缓解。查24小时动态心电图显示症状发作时 $V_1 \sim V_6$ 导联 ST 段明显抬高，缓解后 ST 段回落（图1-4），为进一步治疗入院。

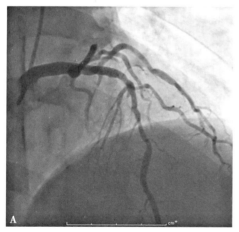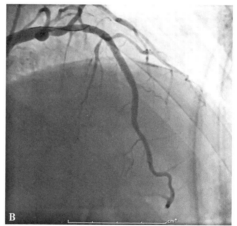

图1-3　2个月前急诊冠状动脉造影和PCI后植入支架
A. 急诊冠状动脉造影；B. PCI后植入2枚支架。

既往史：高血压病史10余年。

个人史：无烟、酒等不良嗜好。

家族史：否认有遗传疾病史，家族中无同病患者。

体格检查：血压135/70mmHg。查体合作。胸廓无畸形。双肺呼吸音清，未闻及干、湿啰音。心率80次/min，律齐，无杂音。肝、脾肋下未触及。双下肢无水肿。

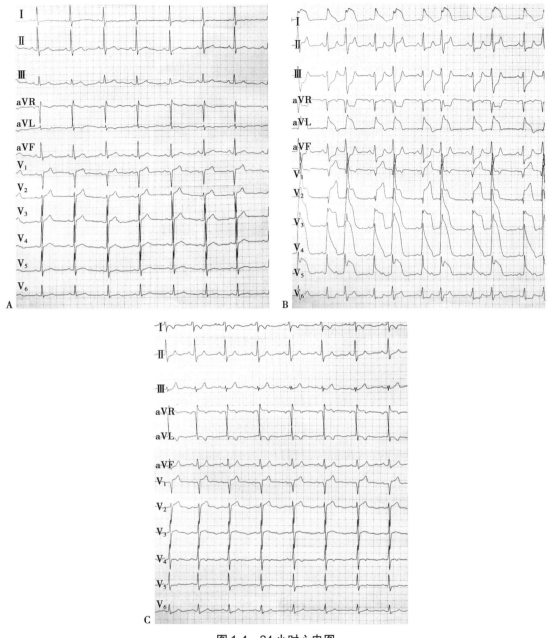

图 1-4 24 小时心电图
A. 发作前；B. 发作时；C. 缓解后。

辅助检查：心肌酶谱未见升高，余未见异常；超声心动图未见异常。

入院诊断：冠心病；ACS；冠状动脉支架植入术后状态；高血压。

诊治过程、临床分析与决策：该患者为 PCI 术后短期内再发胸痛不适，发作时亦伴有左上肢放射痛，且经休息后数分钟可缓解，考虑仍存在冠状动脉严重缺血。查 24 小时动态心电图显示症状发作时 V$_1$～V$_6$ 导联 ST 段明显抬高，缓解后 ST 段回落。考虑支架内再狭窄。

复查冠状动脉造影显示 LAD 原支架开放良好，近段偏心狭窄 80%（图 1-5A），考虑为罪犯病变，后植入 3.5mm×24mm 支架（图 1-5B），患者症状未再发作。

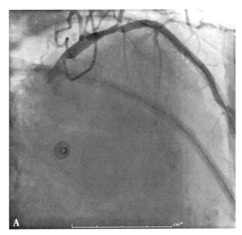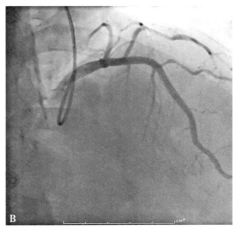

图 1-5　复查冠状动脉造影和近段植入支架
A. 复查冠状动脉造影；B. 近段植入支架。

最终诊断：冠心病；ACS；冠状动脉支架植入术后状态；高血压。

讨论：对于 PCI 术后再发胸痛患者，除了要考虑支架内再狭窄可能外，亦要注意是否存在与投照体位相关的被忽略的病变。所以，冠状动脉造影应多体位照射，明确影像与临床的切合程度，尤其是偏心病变，更应慎重。必要时可应用腔内影像技术进一步评估病情，做到万无一失。此外，动态心电图对 PCI 术后缺血事件的评估有一定优势。

（三）颈椎病合并冠心病

患者男性，72 岁。

主诉：左颈肩部疼痛伴上肢麻木半个月余，加重 1 天。

现病史：患者半个月前无明显诱因出现左颈肩部疼痛，疼痛呈酸胀感，伴左上肢麻木感，呈阵发性，曾在当地治疗，效果欠佳，后因症状加重来院。门诊查颈椎磁共振显示颈椎退行性变，C_4 椎体轻度后滑脱；$C_2 \sim C_3$、$C_6 \sim C_7$ 椎间盘轻度突出，继发 $C_3 \sim C_4$、$C_4 \sim C_5$ 水平椎管轻度狭窄。以颈椎病收入院。

既往史：高血压病史 32 年，平时应用氨氯地平 5mg、1 次 /d 控制血压，自诉控制尚可。

个人史：无烟、酒等不良嗜好。

家族史：否认有遗传疾病史，家族中无同病患者。

体格检查：血压 130/80mmHg。神志清，查体合作。胸廓无畸形。双肺呼吸音清，未闻及干、湿啰音。心率 80 次 /min，律齐，无杂音。肝、脾肋下未触及。双下肢无水肿。压顶试验（+），左侧臂丛牵拉试验（+）。

辅助检查：心电图显示左前束支传导阻滞（图 1-6）。心肌酶谱未见异常。

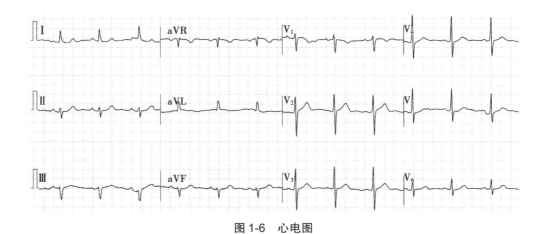

图 1-6　心电图

入院诊断：颈椎病。

诊治过程、临床分析与决策：本例患者颈背部疼痛不适，且颈椎磁共振显示颈椎退行性变，C_4椎体轻度后滑脱；$C_2 \sim C_3$、$C_6 \sim C_7$椎间盘轻度突出，继发$C_3 \sim C_4$、$C_4 \sim C_5$水平椎管轻度狭窄，所以以颈椎病收入骨科。经诊治，考虑症状不单纯与颈椎病相关，经心血管内科医生仔细询问病史，患者左颈肩部疼痛存在活动后加剧、休息后缓解的特点，考虑合并冠心病可能性大，建议患者行冠状动脉造影，结果显示三支病变（图 1-7），择期对 LAD 行介入治疗，植入药物洗脱支架 1 枚后，症状明显好转，带药出院。

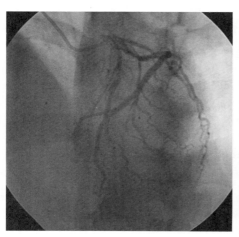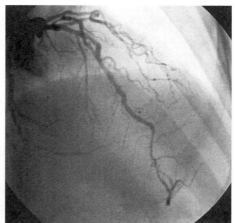

图 1-7　冠状动脉造影

最终诊断：冠心病，不稳定型心绞痛；颈椎病。

预后及随访：随访 2 年余，症状未再发作。

讨论：本例冠心病、不稳定型心绞痛患者合并有颈椎疾病时，两者均可有颈背部疼痛，容易误诊。因此，在合并其他疾病时，一定要仔细询问病史，同时结合相关辅助检查，明确诊断。

（四）主动脉夹层致急性心肌梗死

患者女性，58 岁。

主诉：持续胸背部疼痛 10 余小时。

现病史：患者 10 余小时前无明显诱因出现胸背部疼痛，疼痛呈持续撕裂样，伴有大汗、恶心、呕吐，呕吐物为胃内容物，当地治疗效果欠佳，疑为主动脉夹层，急来院，急诊主动脉 CTA 显示主动脉夹层（Standford B 型，图 1-8），收入院。

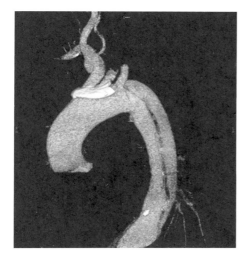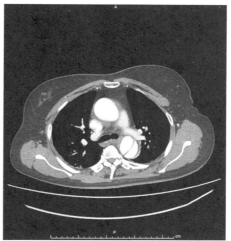

图 1-8　主动脉 CTA

既往史：高血压病史 10 余年，冠心病病史 2 年，慢性咽炎病史 3 个月。

个人史：无烟、酒等不良嗜好。

家族史：否认有遗传疾病史，家族中无同病患者。

体格检查：血压 120/70mmHg。神志清，胸廓无畸形。双肺呼吸音低，未闻及干、湿啰音。心率 90 次 /min，律齐，心音低钝。肝、脾肋下未触及。双下肢无水肿。

辅助检查：急诊主动脉 CTA 显示主动脉夹层（Standford B 型，图 1-8）。

入院诊断：主动脉夹层；冠心病；高血压。

诊治过程、临床分析与决策：完善术前准备，后行主动脉夹层腔内修补术，手术顺利。术后 9 小时患者突发胸痛，急查心电图显示窦性心律，II、III、aVF 导联 ST 段抬高 0.1～0.2mV（图 1-9），考虑为急性下壁心肌梗死。查心肌酶谱升高［肌酸激酶（CK）166U/L，肌酸激酶同工酶（CK-MB）78U/L，肌红蛋白（Mb）600ng/ml，谷草转氨酶（GOT）185.3U/L］。予以负荷量阿司匹林、氯吡格雷后，行急诊 PCI，植入 3.0mm×24mm 药物洗脱支架至右冠状动脉（right coronary artery，RCA）近段（图 1-10）后，症状好转。术后右侧桡动脉、右侧股动脉伤口无渗血等，继续抗血小板聚集、抗凝等治疗。术后第二天，患者突发意识不清，伴有血压下降等。心电图显示加速性室性逸搏心律，床旁超声心动图显示大量心包积液。积极抢救 2 小时，无自主心律及呼吸恢复，临床死亡。

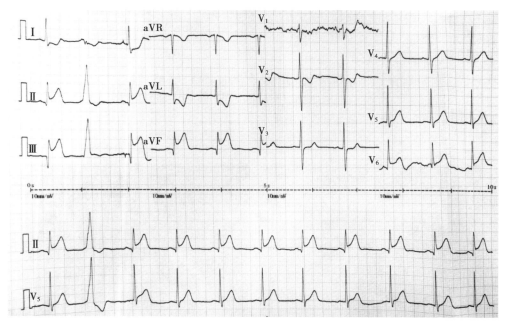

图 1-9 心电图

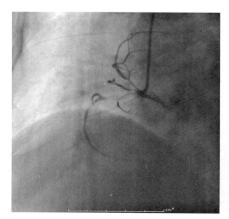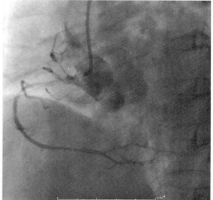

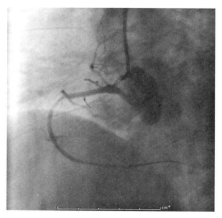

图 1-10 行急诊 PCI

最终诊断：主动脉夹层；冠心病；急性下壁心肌梗死；高血压。

讨论：本病例主动脉夹层术后出现持续胸痛等不适，伴有明显心电图及心肌酶谱变化，诊断急性心肌梗死明确，但其病因需明确。从影像上分析，患者 RCA 近段可见长病变，伴发白，似有血栓影，但不能除外主动脉夹层壁内血肿压迫所致，术中球囊反复扩张能有提示。后植入支架，血流本有所恢复，但急诊术后抗凝及抗血小板聚集药物的应用可能会导致壁内血肿范围扩大，最终发生心脏压塞，导致死亡。

（五）以胸痛为主要表现的胆囊炎

患者男性，63 岁。

主诉：持续胸痛 6 小时。

现病史：患者 6 小时前突发胸痛，伴有肩背部不适，伴恶心，无呕吐，无发热、咳嗽、咯血等不适，症状持续不缓解，急诊入院。

既往史：既往体健。

个人史：无烟、酒等不良嗜好。

家族史：否认有遗传疾病史，家族中无同病患者。

体格检查：血压 120/70mmHg。神志清，胸廓无畸形。双肺呼吸音清，未闻及干、湿啰音；心率 70 次 /min，律齐，无杂音。剑突下轻压痛，肝、脾肋下未触及。双下肢无水肿。

辅助检查：心电图显示窦性心律，Ⅱ、Ⅲ、aVF 导联 ST 段稍抬高，$V_3 \sim V_6$ 导联 T 波倒置（图 1-11）。

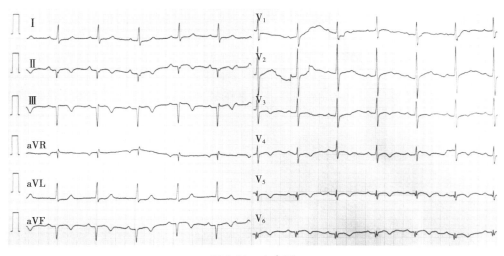

图 1-11 心电图

入院诊断：冠心病；ACS。

诊治过程、临床分析与决策：结合患者症状，考虑急性心肌梗死的可能性大，完善术前准备后，行急诊冠状动脉造影未见明显异常（图 1-12）。术后患者胸痛仍存在，伴有发热、恶心、呕吐。查血常规示，白细胞计数 $13.5 \times 10^9/L$，中性粒细胞百分比 85.2%。心肌损伤标志物均未见异常。体格检查提示剑突下轻压痛，墨菲征阳性。急查腹部 CT 示，胆囊增大,伴有结石。请肝胆外科会诊,考虑急性胆囊炎,胆囊结石明确。转科后积极抗感染,择期行胆囊切除术。术后恢复良好,未再诉胸痛等不适,复查心电图较前无明显变化。

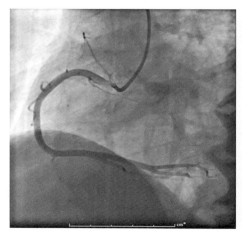 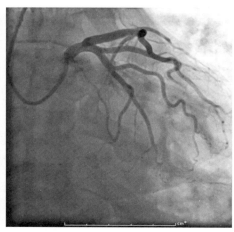

图 1-12 冠状动脉造影

最终诊断:急性胆囊炎。

预后及随访:出院后患者于肝胆外科复查,均无上述不适发作。

讨论:此患者持续胸痛,发作时伴有 ST 段抬高,初始考虑为急性心肌梗死,并行急诊冠状动脉造影,未见与症状相关的冠状动脉病变,且患者术后仍持续胸痛不适,但心电图无明显动态变化,心肌酶谱亦无明显升高。仔细询问患者症状及体格检查,剑突下轻压痛,墨菲征阳性,结合患者腹部 CT 结果,考虑诊断为急性胆囊炎、胆囊结石。但对于疑诊急性心肌梗死患者,完善术前检查后行急诊冠状动脉造影除外急性心肌梗死,也是很有必要的。需进一步动态观察心电图及心肌酶谱变化,进一步除外严重血管病变者;需详细结合症状、体格检查及相关检查,进一步明确诊断。

(六)以胸痛为主要表现的椎管内血肿

患者女性,53 岁。

主诉:胸痛伴肩背部、双上肢疼痛 3 小时。

现病史:患者 3 小时前活动后出现胸痛,伴有肩背部及双上肢放射痛,伴有出汗、乏力,无恶心、呕吐、头晕及晕厥等,症状持续数十分钟可缓解,为进一步诊治入院。

既往史:高血压病史,甲状腺切除术后,脑卒中病史。

个人史:无烟、酒等不良嗜好。

家族史:否认有遗传疾病史,家族中无同病患者。

体格检查:血压 140/80mmHg。神志清。双肺呼吸音清,未闻及干、湿啰音。心界不大,心率 62 次/min,律齐,无杂音。腹软,肝、脾肋下未触及。双下肢无水肿。

辅助检查:肌钙蛋白及心肌酶谱未见明显异常。心电图显示窦性心律,Ⅱ、Ⅲ、aVF 导联 ST 段稍有抬高(图 1-13)。

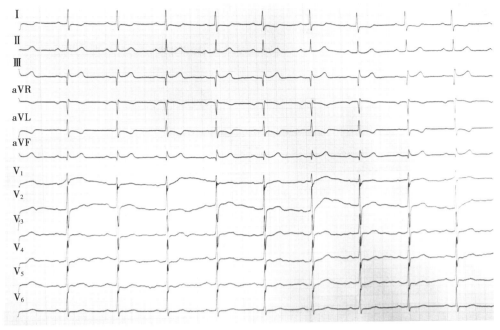

图 1-13　心电图

入院诊断：冠心病；ACS；高血压。

诊治过程、临床分析与决策：入院后，患者胸痛反复发作，每次持续 3～4 分钟，发作时心电图缺少动态变化，多次心肌损伤标志物检查均未见升高，考虑非心源性胸痛可能性大。查超声心动图显示左心室舒张功能减低，左心功能未见明显异常。胸、腹 CT 检查显示右侧部分胸膜轻度增厚，两肺 CT 平扫未见确切异常；冠状动脉三支管壁钙化；右肾下极肾盏阳性结石。请泌尿外科会诊，考虑患者胸痛与肾结石不相关。反复追问病史，患者胸痛与体位似有相关性，平卧位明显。查颈椎局部有压痛，急请骨科会诊，建议急查颈胸椎磁共振，明确疼痛原因。颈胸椎磁共振结果显示颈椎退行性变，齿状突内小血管瘤；C_6～T_2 节段椎管内硬膜外异常信号影，考虑血肿；T_1～T_2、T_6～T_7、T_7～T_8 椎间盘轻度向后突出；T_7 椎体脂肪替代或血管瘤。骨科会诊考虑患者胸痛与椎管血肿相关，建议转科手术治疗。转科后第二天行颈胸椎管内血肿清除术，手术顺利，术后患者胸痛及上肢疼痛明显缓解。术后病理回报为符合血肿伴有机化。

最终诊断：椎管内血肿。

预后及随访：患者随访未再发作胸痛，恢复良好。

讨论：本例患者出现反复胸痛，疑似 ACS，但不伴有心电图及心肌损伤标志物的动态变化，考虑患者非心源性胸痛的可能性大。通过仔细询问病史及体格检查，以及骨科会诊、颈胸椎磁共振结果，最终确诊为椎管内血肿压迫所致。

（七）以胸痛为主要表现的胸椎骨折

患者女性，74 岁。

主诉：阵发性胸痛 3 天，再发加重 1 天。

现病史：患者 3 天前活动后出现胸痛，持续数分钟，经休息后好转。1 天前再次发作胸痛不适，伴后背部疼痛，疼痛剧烈，症状持续不缓解入院。

既往史：高血压病史 10 余年，血压最高达 180/100mmHg。陈旧性脑梗死病史 10 年。6 年前疱疹病史。

个人史：无烟、酒等不良嗜好。

家族史：否认有遗传疾病史，家族中无同病患者。

体格检查：血压 140/80mmHg。被动体位，痛苦表情，全身皮肤未见疱疹，神志清。双肺呼吸音清，未闻及干、湿啰音。心界不大，心率 62 次 /min，律齐，无杂音。腹软，肝、脾肋下未触及。双下肢无水肿。

辅助检查：血常规、凝血常规、生化全项、D- 二聚体、心肌酶、肌钙蛋白均未见明显异常。血气分析显示 pH 7.319，$PaCO_2$ 47.3mmHg，PaO_2 64.1mmHg。心电图显示窦性心律，$V_3 \sim V_6$ 导联 T 波双向（图 1-14）。心电图无明显动态演变。

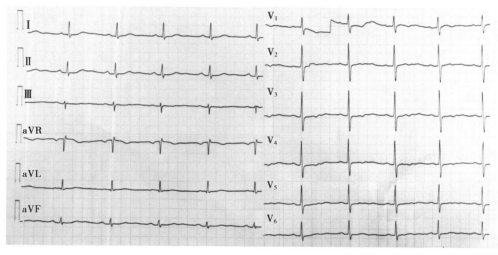

图 1-14　心电图

入院诊断：胸痛原因待查，冠心病？主动脉夹层？高血压 3 级，极高危。陈旧性脑梗死。

诊治过程、临床分析与决策：结合患者高血压病史，且疼痛剧烈，体格检查发现被动体位、痛苦表情，不除外主动脉夹层可能。急行主动脉 CTA，结果显示主动脉混合斑块并溃疡，轻度狭窄；右肾动脉起始处重度狭窄；两侧肺气肿；肝脏小囊肿；暂除外主动脉夹层。予以对症止痛治疗后，患者症状好转，缓解数小时后再次发作，予以镇痛药物后再次缓解。每次发作均伴肩背部疼痛，且疼痛剧烈，结合体格检查及相关检查结果，暂除外 ACS、主动脉夹层、肺栓塞、带状疱疹等疾病。请心胸外科会诊，亦不考虑疼痛与主动脉溃疡相关。反复询问病史，患者 1 个月余前帮他人穿衣服时，自述听见左胸部清脆响声，随即出现左侧胸痛，持续数天后好转，未予重视及治疗。患者配合查体，左侧胸部按压痛。请骨科会诊后，建议完善胸部及胸椎磁共振。胸部磁共振未见明显异常。胸椎磁共振显示 T_6、T_{12} 椎体新鲜压缩性骨折（T_6 为著），$T_7 \sim T_{11}$ 椎体多发骨髓水肿；所示胸腰椎退行性变，骨质疏松；所示胸腰椎黄韧带多发肥厚。建议患者转骨科进一步诊治，后转科治疗，患者症状好转出院。

最终诊断：胸椎骨折；高血压3级，极高危；陈旧性脑梗死。

预后及随访：患者骨科门诊复查，疼痛消失。

讨论：患者胸痛不适，且伴肩背部疼痛，性质较剧烈，持续不缓解，体格检查发现被动体位及痛苦表情，结合高血压等病史，首先怀疑ACS、主动脉夹层、肺栓塞等致命性胸痛，进一步检查后排除上述病因。患者疼痛对镇痛药物敏感，再次详细询问病史后，考虑患者可能存在骨折，胸椎磁共振结果进一步证实胸痛与骨折相关。对于胸痛患者，尤其是疑诊与相关检查不相符时，需详细追问病史，从而进一步对胸痛进行诊断及鉴别诊断。

（八）以胸痛为主要表现的带状疱疹

患者男性，52岁。

主诉：间断胸痛10天。

现病史：患者10天前无明显诱因出现间断胸痛，表现为心前区、后背部刺痛，每天发作10余次，每次持续约10分钟可自行缓解，伴有左肩部放射痛，疼痛与活动无关，深吸气时疼痛加重，伴胸闷、气短，无心悸，无恶心、呕吐，无腹痛、腹泻，无咳嗽、咳痰，有乏力，无发热、寒战，为求诊治入院。

既往史：慢性乙型肝炎病史20余年，口服恩替卡韦、替诺福韦治疗。2型糖尿病病史6年，应用胰岛素治疗。慢性胃炎病史。

个人史：无烟、酒等不良嗜好。

家族史：否认有遗传疾病史，家族中无同病患者。

体格检查：体温36.5℃，脉搏83次/min，呼吸16次/min，血压123/80mmHg。神志清。双肺呼吸音清，未闻及干、湿啰音。心率83次/min，律齐，各瓣膜听诊区未闻及病理性杂音。腹软，肝、脾肋下未触及。双下肢无水肿。

辅助检查：心电图显示窦性心律，正常心电图（图1-15）。

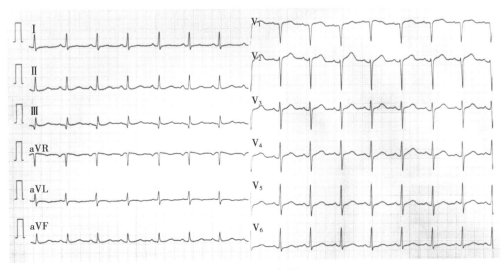

图1-15 心电图

入院诊断：冠心病，不稳定型心绞痛；2 型糖尿病；慢性乙型肝炎；慢性胃炎。

诊治过程、临床分析与决策：患者中年男性，主因间断胸痛入院，胸痛为心前区及后背部刺痛，发作频繁，可自行缓解，与活动无关，辅助检查结果均未见异常。入院 1 天后，患者胸前灼热感明显，疼痛加重，体格检查发现胸前皮肤出现簇集成群水疱（图 1-16），沿一侧周围神经呈带状分布。请皮肤科会诊，诊断为带状疱疹，给予抗病毒、止痛治疗后出院。

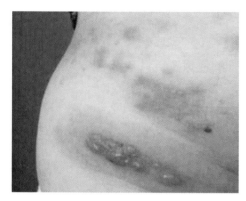

图 1-16　带状疱疹

最终诊断：带状疱疹；2 型糖尿病；慢性乙型肝炎；慢性胃炎。

预后及随访：患者痊愈。

讨论：带状疱疹是中老年人常见的感染性疾病，心血管疾病则是带状疱疹和带状疱疹后神经痛发生的重要危险因素之一。与一般人群相比，心血管疾病患者罹患带状疱疹的风险增加 39%，而带状疱疹发病后短时间内，心肌梗死、卒中等心血管疾病风险也会增加。带状疱疹的疼痛容易与冠心病的疼痛混淆，如果疼痛以胸痛、后背痛为主，特别是在身体左侧部位，到心血管内科检查后没有发现心脏问题，需尽快前往疼痛科或皮肤科就诊，排除带状疱疹的可能。因此建议胸痛患者及时到医院鉴别病种。如果是冠心病患者得了带状疱疹更加危险，因为带状疱疹的疼痛可能诱发血管闭塞和痉挛，导致冠状动脉狭窄的发生率变高甚至猝死。

（九）以胸痛为主要表现的急性心肌梗死

患者男性，53 岁。

主诉：间断胸痛 4 天，加重 4 小时。

现病史：患者 4 天前活动后出现胸痛，无肩背部放射痛，无胸闷、憋气，无咳嗽、咳痰，无恶心、呕吐，持续 3～4 分钟休息后缓解，未予诊治。4 小时前胸痛症状再次出现，持续时间较前长，程度较前重，就诊于当地医院，给予阿司匹林 300mg、氯吡格雷 300mg 口服，肝素、单硝酸异山梨酯静脉滴注治疗。行心电图检查显示（16：36）窦性心律，心率 78 次 /min，V_1～V_3 导联 ST 段抬高 0.05～0.1mV；（17：06）窦性心律，心率 86 次 /min，Ⅱ、Ⅲ、aVF 导联 ST 段下斜型压低 0.02～0.1mV，V_1～V_3 导联 ST 段抬高 0.2～0.4mV（图 1-17）。为进一步诊治收入院。

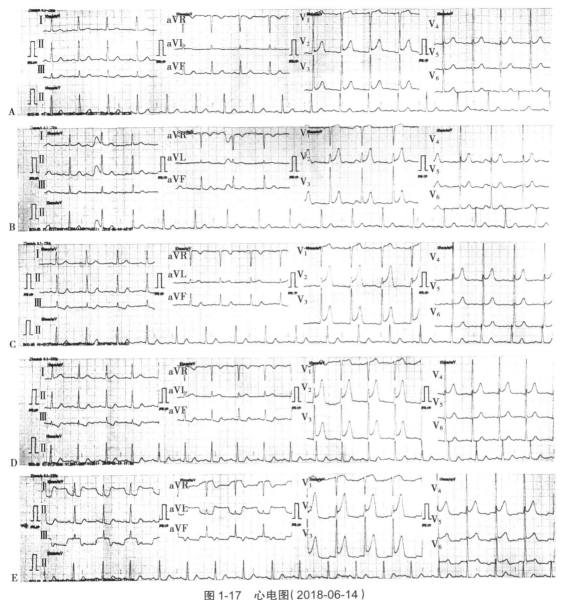

图 1-17 心电图(2018-06-14)

A. 16：36；B. 16：47；C. 17：03；D. 17：06；E. 17：19。

既往史：高血压病史 4 年，血压最高达 140/100mmHg，口服"罗布麻"控制血压，自诉血压控制情况可。

个人史：吸烟史 30 余年，约 10 支 /d。

家族史：否认有遗传疾病史，家族中无同病患者。

体格检查：体温 36.3℃，脉搏 72 次 /min，呼吸 15 次 /min，血压 120/80mmHg。神志清。双肺呼吸音清，未闻及干、湿啰音。心界不大，心音可，心率 72 次 /min，律齐，未闻及杂音。肝、脾肋下未触及。双下肢无水肿。

辅助检查：超敏肌钙蛋白 I（hs-cTnI）0.287 0ng/ml（<0.02ng/ml），同型半胱氨酸 20.8μmol/L。

入院诊断：冠心病，ACS；高血压2级，极高危。

诊治过程、临床分析与决策：结合患者病史及辅助检查，考虑冠心病、ACS和高血压2级（极高危），给予抗凝、抗血小板、扩张冠状动脉、抑酸护胃、调脂稳定斑块、调节血压等治疗。完善冠状动脉造影，显示左冠状动脉主干（left main coronary artery，LM）正常；左前降支（LAD）近段管壁硬化，近段分出D1后狭窄50%，中段节段性病变，狭窄80%～95%，远段心肌梗死溶栓血流灌注试验（thrombolysis in myocardial infarction，TIMI）血流1级；左回旋支（left circumflex artery，LCX）内膜光滑；RCA内膜光滑（图1-18A）。根据造影结果对LAD病变行介入治疗，植入2.5mm×28mm支架1枚（图1-18B），术后未再诉胸痛等不适。

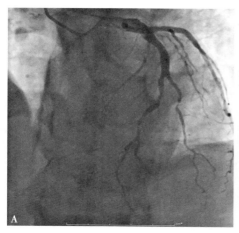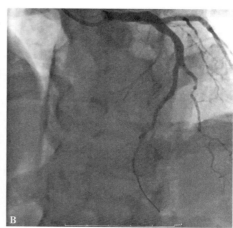

图1-18　冠状动脉造影

最终诊断：冠心病；急性心肌梗死；高血压2级，极高危。

预后及随访：患者出院后1、3、6、12个月心血管内科门诊复查，偶有胸部不适发作，一般体力活动不受限。

讨论：患者因胸痛入院，有高血压、吸烟高危因素，心电图有明显动态演变，hs-cTnI明显升高，初步急性心肌梗死诊断明确。结合冠状动脉造影为前降支病变，植入1枚支架后胸痛症状消失，诊断明确。

（十）以胸痛为主要表现的主动脉夹层

患者男性，72岁。

主诉：间断胸痛10年，加重2天。

现病史：患者10年前无明显诱因出现胸痛，为间断性疼痛，无明显放射痛，无胸闷、气短，曾就诊查冠状动脉造影显示"轻度狭窄"（未见报告），给予阿司匹林、单硝酸异山梨酯口服，扩张冠状动脉、抗血小板治疗。之后患者胸痛症状间断发作，未再正规治疗。2天前，患者提水后再次出现胸痛症状，呈压榨性，为持续性疼痛，向后背部放射，有大汗，无心悸，无发热，持续数十分钟后减轻，仍有后背隐痛。就诊于当地医院，查心电图显示V_3～V_5导联T波倒置，cTnI未见异常，具体治疗不详。患者逐渐出现恶心、呕吐症状，呕吐物为胃内容物，为进一步诊治入院。

既往史：高血压病史 30 余年，血压最高达 180/100mmHg，平素口服复方利血平、硝苯地平缓释片抗高血压治疗，血压控制不详。慢性阻塞性肺疾病病史 10 余年，平素口服茶碱缓释片平喘治疗。脑梗死病史 1 个月余。

个人史：对青霉素、磺胺类药物过敏。无烟、酒等不良嗜好。

家族史：否认有遗传疾病史，家族中无同病患者。

体格检查：左上肢血压 170/100mmHg，右上肢血压 156/101mmHg。神志清，言语清晰，口唇无发绀。双肺呼吸音清，未闻及干、湿啰音。心率 86 次 /min，律齐。腹平软，无压痛、反跳痛、肌紧张。双下肢无水肿。

辅助检查：实验室检查显示 hs-cTnI 0.333ng/ml（<0.02ng/ml），N 末端脑钠肽前体（NT-proBNP）2 050pg/ml，D- 二聚体 4 500μg/L。血常规显示中性粒细胞计数 11.83×10⁹/L，中性粒细胞百分比 83.6%，白细胞计数 14.17×10⁹/L。心电图显示窦性心律，心率 80 次 /min，V₃～V₅ 导联 T 波倒置（图 1-19）。胸部、全腹部 CT 检查显示考虑主动脉夹层，建议行 CTA 检查；两侧肺气肿，右肺中叶小炎性结节；右肺上叶钙化结节，大致同前；支气管炎，双肺坠积性肺炎；两侧胸膜增厚、钙化，同前；多发轻度纵隔淋巴结肿大，同前；心脏较前增大；右侧髂总动脉增粗，动脉瘤不除外；左侧髂总动脉钙化斑轻度内移，建议行 CTA 检查（图 1-20）。胸部、腹部血管造影显示头臂干、左侧颈总动脉（left common carotid artery，LCCA）起始部及两侧锁骨下动脉（subclavian artery，SCA）起始部管壁多发钙化斑块；升主动脉、主动脉弓及胸腹主动脉壁间血肿，局限假腔内对比剂充盈；腹腔干及脾动脉、肠系膜上下动脉及两侧肾动脉管壁多发混合斑块，管腔多发狭窄；右侧髂总动脉增粗，两侧髂总动脉及髂内动脉、髂外动脉管壁多发混合斑块，管腔多发轻度狭窄；右侧髂内动脉局部动脉瘤伴附壁血栓；两侧胸膜增厚伴钙化斑形成，两侧胸腔积液（图 1-21）。

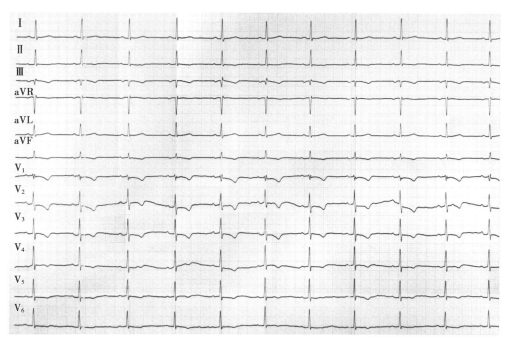

图 1-19　心电图

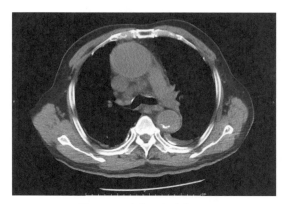

图 1-20　胸部、全腹部 CT

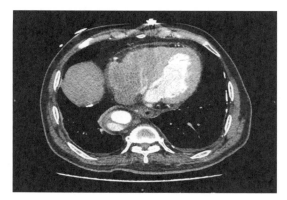

图 1-21　胸部、腹部血管造影

　　入院诊断：主动脉夹层；高血压 3 级，极高危；慢性阻塞性肺疾病；陈旧性脑梗死。

　　诊治过程、临床分析与决策：嘱患者绝对卧床，控制血压、心率等对症治疗，稳定患者情绪，向患者家属交代病情严重性。请血管外科会诊，考虑升主动脉瘤、主动脉壁内血肿、主动脉多发透壁溃疡伴局部夹层形成，建议：①目前首要治疗方法为开放升主动脉 + 主动脉弓置换 + 降主动脉支架植入术，但考虑患者高龄、手术花费高、风险高且耐受性差，请上级医院进一步会诊；②目前可考虑腔内优先处理降主动脉溃疡及夹层，如家属同意，可考虑转科行手术治疗；③密切监测，控制血压、心率，并告知家属，患者随时有突发死亡风险。患者及其家属拒绝行外科手术，经内科保守治疗后出院。

　　最终诊断：主动脉夹层；高血压 3 级，极高危；慢性阻塞性肺疾病；陈旧性脑梗死。

　　预后及随访：患者出院 3 天后死亡。

　　讨论：本例患者为老年男性，既往有高血压高危因素，此次主因提水后出现胸痛症状，心电图显示 $V_3 \sim V_5$ 导联 T 波倒置，hs-cTnI 0.333ng/ml（<0.02ng/ml），首先考虑急性心肌梗死，但是 20% 主动脉夹层会合并冠心病心电图的表现。当考虑急性心肌梗死时，一定要考虑与治疗原则相反的疾病（如主动脉夹层、肺栓塞、急性心包炎）相鉴别。本例患者 D- 二聚体 4 500μg/L，不能排除主动脉夹层，完善胸部、全腹部 CT 及胸部、腹部血管造影后明确诊断。

（十一）以胸痛为主要表现的锁骨下动脉破裂

患者男性，59 岁。

主诉：间断胸闷、憋气 20 余年，再发伴心前区疼痛 20 天，加重 1 天。

现病史：患者 20 年前无明显诱因出现胸闷、憋气，伴肩背部不适，伴出汗、乏力，不伴胸前区疼痛，未予治疗。20 天前无明显诱因出现心前区疼痛，伴背部不适，无出汗、乏力，无头晕、头痛及意识丧失，无恶心、呕吐，症状持续数分钟经休息后可缓解，未予治疗。1 天前上述症状加重，自觉持续时间较前延长，为进一步治疗入院。

既往史：高血压病史 30 年，收缩压最高达 220mmHg，平素口服硝苯地平缓释片控制血压，血压控制可。多年前曾于当地医院行股骨头置换术。脑梗死病史多年，未遗留后遗症，现口服尼麦角林。

个人史：吸烟史 30 余年，平均 40 支 /d。饮酒史 30 余年，平均饮白酒 250g/d。

家族史：否认有遗传疾病史，家族中无同病患者。

体格检查：血压 130/70mmHg。神志清，精神可。双肺呼吸音清。心率 71 次 /min，律齐，心音可，未闻及杂音。腹软，肝、脾肋下未触及。双下肢无水肿。

辅助检查：实验室检查显示血清淀粉酶 30U/L，GOT 100.7U/L，CK 1 023U/L，CK-MB 82.3U/L，乳酸脱氢酶（LDH）399U/L，α- 羟丁酸脱氢酶（α-HBDH）378U/L，hs-cTnI 3.220 0ng/ml。心电图显示窦性心律，心率 63 次 /min，ST-T 异常（图 1-22）。

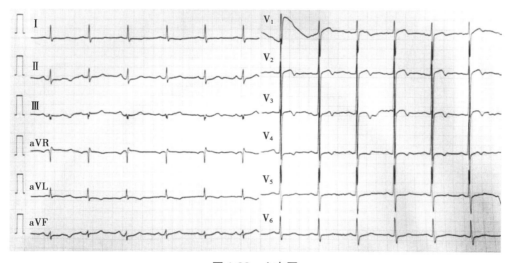

图 1-22　心电图

入院诊断：冠心病，ACS；高血压 3 级，极高危；陈旧性脑梗死；股骨头置换术后。

诊治过程、临床分析与决策：予抗血小板、抗凝、扩张冠状动脉、调脂等治疗，待心肌酶谱降至正常后，行冠状动脉造影，结果显示三支病变，建议行 PCI 或冠状动脉旁路移植术（coronary artery bypass grafting，CABG）。患者家属商议后拒绝 CABG 治疗，于右冠状动脉行 PCI，植入支架 3 枚。术后 2 天再次对左回旋支行介入治疗，共植入 2 枚支架，手术顺利，安全返回病房。患者返回病房后，诉右侧前胸及后背部疼痛，伴明显胸闷、气短，测血压 100/76mmHg，右侧肺部听诊呼吸音明显减弱。急查锁骨下动脉 CTA，可见锁骨下动脉分支破裂出血，伴有右侧胸腔积液。急送至导管室，行锁骨下动脉造影显示锁骨下动脉两条分支可见对比剂外渗（图 1-23A、B），予以弹簧圈栓堵成功。复查锁骨下动脉造影，未见对比剂外渗（图 1-23C）。给予补液扩容、升压、抗感染、右侧胸腔闭式引流等治疗后，病情好转出院。

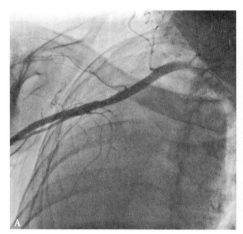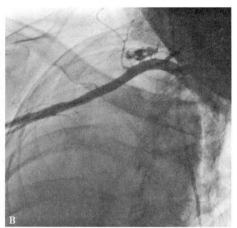
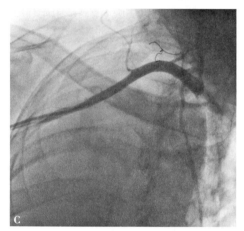

图 1-23 锁骨下动脉 CTA
A、B. 可见对比剂外渗；C. 栓堵后未见对比剂外渗。

最终诊断：冠心病，ACS；高血压 3 级，极高危；右锁骨下动脉损伤；右侧胸腔积液；右肺不张；急性呼吸衰竭；陈旧性脑梗死；股骨头置换术后。

预后及随访：患者出院后 1 个月复查胸部 CT，可见右侧胸腔积液（图 1-24A）。出院后10 个月再次复查胸部 CT，胸腔积液明显吸收（图 1-24B）。

讨论：患者因明确缺血症状行冠状动脉造影，结果显示三支病变，建议行 CABG，患者及家属拒绝后，分次行 PCI，手术成功。PCI 术后患者突发胸痛，需要考虑的因素有急性支架内血栓形成、急性心脏压塞、介入路径血管损伤等。描记心电图未见明显 ST 段抬高，追问患者，胸痛与呼吸相关，伴有明显的肩背部疼痛，生命体征相对稳定，考虑介入路径血管损伤，最终证实为右锁骨下动脉分支——肋颈干破裂出血，予以弹簧圈栓堵成功。尽管处理及时，但仍出现急性呼吸衰竭，立即用呼吸机辅助呼吸，同时行右胸腔闭式引流，后症状逐渐好转。

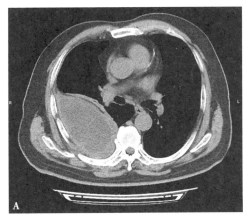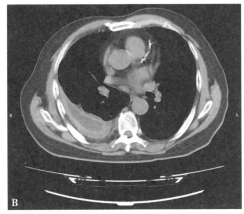

图 1-24　复查胸部 CT

A. 出院后 1 个月；B. 出院后 10 个月。

随访 1 年，患者未诉胸闷、胸痛等不适，复查胸部 CT，右肺仍可见包裹性积血，但积血量在逐渐减少。PCI 术后再发胸痛，一定要考虑介入路径血管损伤，尤其是出现与临床不相符的胸痛，并要积极处理，否则会危及生命。同时，这种并发症的预防更为关键，需要规范操作，轻柔操作导管，还应全程透视下进出导管。

（十二）以胸痛为主要表现的气胸

患者男性，79 岁。

主诉：呼吸困难 1 天，胸痛 4 小时。

现病史：患者 1 天前无明显诱因出现呼吸困难，伴咳嗽、咳痰，多为黏白痰，无胸闷、心慌、气短，未予特殊治疗。4 小时前患者突发胸痛，为求进一步治疗就诊于急诊。

既往史：慢性支气管炎病史。

个人史：吸烟史 40 余年，20 支 /d。

家族史：否认有遗传疾病史，家族中无同病患者。

体格检查：胸廓无畸形，右侧隆起，呼吸动度一致。双肺叩诊清音，肺肝相对浊音界于右侧锁骨中线第五肋间。双肺呼吸音清晰，未闻及干、湿啰音及胸膜摩擦音。心前区无隆起，未触及震颤，心尖搏动不弥散，心界不大，心率 120 次 /min，律齐，心音有力，$A_2>P_2$，各瓣膜听诊区未闻及器质性杂音，无心包摩擦音及心包叩击音。

辅助检查：心电图显示窦性心律，未见明显 ST-T 异常（图 1-25）。胸部 CT 检查显示肺气肿，慢性支气管炎；右肺下叶支气管内略高密度影阻塞，分泌物潴留？右肺下叶阻塞性炎症伴实变，左肺背侧坠积性炎症，建议治疗后复查；右肺多发钙化灶，考虑陈旧病变；右侧气胸闭式引流术后改变；右侧胸膜局限增厚伴钙化，双侧胸腔积液；冠状动脉致密影（图 1-26）。

入院诊断：右侧气胸；肺感染；慢性支气管炎。

诊治过程、临床分析与决策：患者老年男性，主因呼吸困难 1 天、胸痛 4 小时入院，体格检查发现胸廓右侧隆起，双肺叩诊清音，胸部 CT 检查显示右侧气胸，诊断明确。给予吸氧、胸腔闭式引流术、抗感染等治疗后，患者病情好转出院。

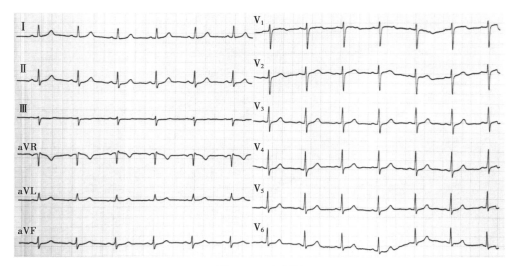

图 1-25　心电图

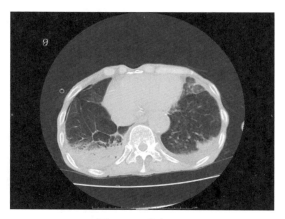

图 1-26　胸部 CT

最终诊断：右侧气胸；肺感染；慢性支气管炎。

预后及随访：患者出院后症状消失。

讨论：气胸也会出现胸痛症状，仔细进行体格检查很关键，体格检查要注意胸廓是否饱满、气管是否居中、双侧呼吸音等。

（十三）以胸痛为主要表现的食管占位

患者女性，72 岁。

主诉：胸痛伴吞咽困难 1 年余，加重 1 个月。

现病史：患者 1 年前无明显诱因出现胸痛，为胸骨后疼痛，伴吞咽困难、哽噎感，伴胸闷不适，伴胸骨和剑突后烧灼感、反酸，伴恶心，无明显呕吐，未采取特殊治疗。近 1 个月上述症状加重，为行进一步治疗入院。

既往史：既往体健。

个人史：无烟、酒等不良嗜好。

家族史：否认有遗传疾病史，家族中无同病患者。

体格检查：胸廓无畸形，双侧对称，呼吸动度一致，双侧触觉语颤均等，无增强或减弱。双肺叩诊清音，肺肝相对浊音界于右侧锁骨中线第五肋间，双肺呼吸音清晰，未闻及干、湿啰音及胸膜摩擦音。心前区无隆起，未触及震颤，心尖搏动不弥散，心界不大，心率75 次 /min，律齐，心音有力，$A_2>P_2$，各瓣膜听诊区未闻及器质性杂音，无心包摩擦音及心包叩击音。

辅助检查：心电图显示窦性心律，Ⅱ、Ⅲ、aVF 导联 ST 段压低（图 1-27）。上消化道造影显示食管占位，浅表性胃炎（图 1-28）。

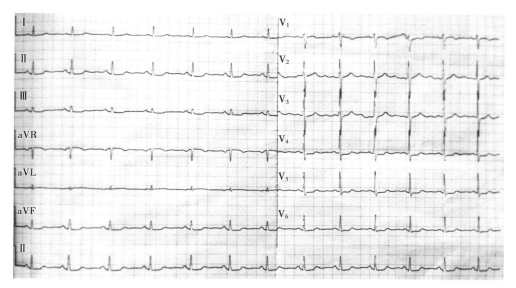

图 1-27　心电图

入院诊断：食管占位；浅表性胃炎。

诊治过程、临床分析与决策：结合患者胸痛伴吞咽困难症状，上消化道造影显示食管占位，遂请胸外科会诊，同意目前诊断，转入外科行手术治疗。

最终诊断：食管占位；浅表性胃炎。

预后及随访：患者定期化疗。

讨论：患者为老年女性，主因胸痛伴吞咽困难 1 年余、加重 1 个月入院。体格检查未见异常，结合心电图，首先考虑冠心病。但患者伴有吞咽困难、哽噎感，不能排除上消化道疾病，遂行上消化道造影，提示食管占位。心血管内科医生一定要开阔眼界，避免先入为主，不能仅仅考虑心血管内科疾病，还要注意与其他疾病相鉴别，特别要仔细询问病史和体格检查。

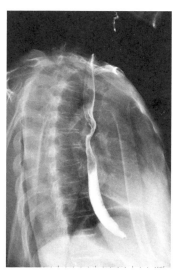

图 1-28　上消化道造影

（十四）以胸痛为主要表现的自发性食管破裂

患者男性，76 岁。

主诉：胸痛 2 小时。

现病史：患者就诊当日无明显诱因出现腹泻，约 10 次，后出现呕吐 4 次，呕吐不剧烈，呕吐物为正常胃内容物，呈非喷射性，2 小时前感左侧胸背部疼痛，伴大汗，无晕厥及黑矇，无咳嗽、咳痰，无畏寒、发热，无胸闷、气短、呼吸困难，无咯血、盗汗，无腹痛等，就诊于急诊。就诊当时主要感觉胸背部疼痛，疼痛程度较前减轻，深吸气时加重，无出汗，无恶心、呕吐。

既往史：3 年前因结肠息肉行结肠镜息肉切除术。

个人史：无烟、酒等不良嗜好。

家族史：否认有遗传疾病史，家族中无同病患者。

体格检查：体温 36.5℃，脉搏 113 次 /min，呼吸 20 次 /min，血压 126/73mmHg，脉搏血氧饱和度 99%。意识清楚，双侧颈静脉无充盈，颈部无皮下气肿。双肺呼吸音粗，未闻及明显干、湿啰音。心律齐，心音正常，未闻及病理性杂音。腹平软，无压痛、反跳痛及肌紧张，肝、脾肋下未触及。双下肢无水肿。神经系统查体未见阳性体征。

辅助检查：十八导联心电图显示虽有广泛的 ST-T 异常，但无明显动态变化（图 1-29）。肺部 CT 检查显示左肺下叶多发斑片影，考虑炎症伴局部肺组织膨胀不全，双侧少量胸腔积液（图 1-30）。

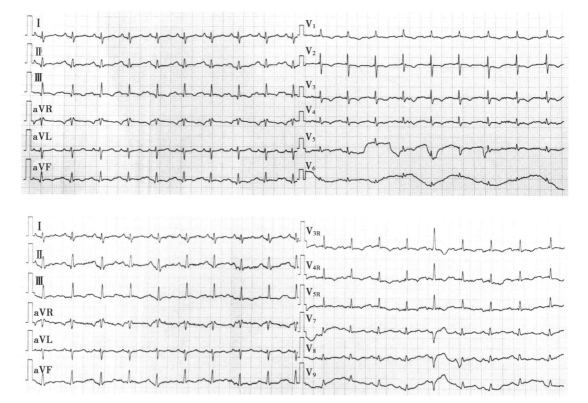

图 1-29　就诊时十八导联心电图

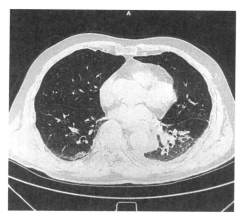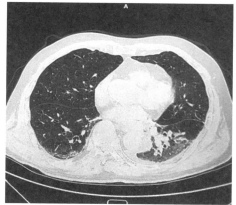

图 1-30 就诊时肺部 CT

入院诊断：肺部感染；胸膜炎。

诊治过程、临床分析与决策：考虑患者胸痛为胸膜炎症状，遂以肺炎收入呼吸内科。入院后 8 小时查血常规显示白细胞计数 $11.36×10^9$/L，中性粒细胞百分比 91.27%，红细胞计数 $5.56×10^{12}$/L，血红蛋白 159g/L，血小板计数 $290×10^9$/L；心肌酶谱显示 Mb 1 138ng/ml，CK 212.6U/L，CK-MB 20U/L；超敏 C 反应蛋白（hs-CRP）31.0mg/L，GOT 21U/L，谷丙转氨酶（GPT）13U/L，肌酐（Cr）254.5μmol/L；凝血功能正常。入院后仍诉左侧胸背部疼痛，给予对症处理。入院 10 小时后患者血压下降，心率加快，发热，呼吸困难，少尿，无明显咳嗽、咳痰，补充诊断感染性休克。给予积极扩容、升压及呼吸机辅助通气治疗。复查胸部 CT（与急诊 CT 相差 20 小时左右），结果显示左侧大量液气胸并左肺压迫性不张（图 1-31A）。急行胸腔闭式引流，引流出大量褐色液体。胸外科会诊，考虑食管破裂，转入胸外科，行消化道造影，未见食管破口。患者病情进行性加重，后出现感染性休克、代谢性酸中毒、肾衰竭、高钾血症，给予胃肠减压、抗感染、血液透析、纠正酸中毒、纠正电解质紊乱、营养支持等综合治疗后，患者病情好转。后行食管破裂口夹闭术，胸腔渗液逐渐减少（图 1-31B）。经积极治疗后，患者病情好转出院。

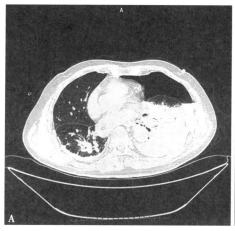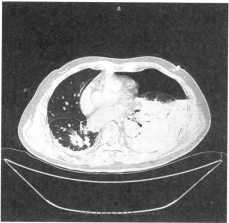

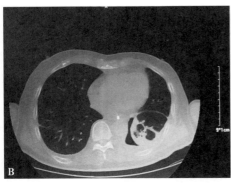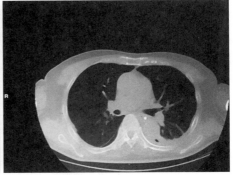

图 1-31 复查肺部 CT
A. 入院后 20 小时；B. 术后。

最终诊断：食管破裂；左侧大量液气胸，左肺不张；感染性休克；代谢性酸中毒；急性肾衰竭；高钾血症。

预后及结局：患者出院后继续药物治疗，定期复查，恢复良好。

讨论：本例患者入院时详细询问病史，虽然心电图异常，但结合患者症状，考虑心电图与症状不符，可以排除 ACS，但缺乏相关经验而误诊为肺炎。后患者行钡剂检查，未发现食管破口而姑息治疗，导致患者错过最佳手术治疗时机。临床医生在工作中遇到呕吐后突发胸背部疼痛，且与呼吸相关，就诊早期尚未引起呼吸音改变，此时应尽快完善胸部 X 线或 CT 检查。当影像学检查提示肺部少许炎症、少量胸腔积液，患者无咳嗽、咳痰、发热病史，既往无心肺疾病病史者，应高度警惕自发性食管破裂。当不能确诊时，首选口服对比剂，主要选用亚甲蓝、泛影葡胺，而不选钡剂，对比剂进入胸腔或纵隔。若发现胸部有气液平面，应及时做胸腔闭式引流，以助早期诊断，一旦明确诊断，应立即手术治疗，以减少患者痛苦，提高治愈率。

参考文献

[1] STERN S，CIFU A，ALTKORN D. Symptom to diagnosis: An evidence-based guide[M]. 3rd ed. New York：McGraw-Hill Education，2014.

[2] 中华心血管病杂志编辑委员会，胸痛规范化评估与诊断共识专家组. 2014 胸痛规范化评估与诊断中国专家共识[J]. 中国循环杂志，2014，29（11）：106-112.

[3] SHEPS D S，CREED F，CLOUSE R E. Chest pain in patients with cardiac and noncardiac disease[J]. Psychosom Med，2004，66（6）：861-867.

[4] 中华医学会心血管病学分会，中华心血管病杂志编辑委员会. 急性 ST 段抬高型心肌梗死诊断和治疗指南（2015）[J]. 中华心血管病杂志，2015，43（5）：380-393.

（牛和平　李凤鹏　何路平）

第二章 呼吸困难

定义

呼吸困难是指患者主观感到空气不足、呼吸费力,客观表现为呼吸运动用力,严重时可出现张口呼吸、鼻翼扇动、端坐呼吸,甚至发绀、呼吸机辅助呼吸运动,并且可有呼吸频率、深度及节律的改变。

发病机制与常见病因

1. **呼吸系统疾病**　急性呼吸困难主要见于上、下呼吸道阻塞,肺泡出血综合征,吸入性肺损伤,肺炎,气胸,肺栓塞和外伤。慢性呼吸困难主要见于气道阻塞性疾病、肺部疾病、胸膜疾病、纵隔疾病及影响呼吸运动的疾病等。

2. **心血管疾病**　呼吸困难是心功能不全的主要症状之一。心脏瓣膜病、高血压心脏病、冠心病、心肌病、肺源性心脏病、心包积液、缩窄性心包炎、先天性心脏病等,均可有呼吸困难症状。左心室功能障碍导致肺毛细血管楔压增加,肺毛细血管流体静压增加使液体进入间质,肺的顺应性下降,间质里的肺毛细血管旁感受器受到刺激使患者感到呼吸困难。端坐呼吸和夜间阵发性呼吸困难是心力衰竭的特征性表现。卧位时,重力改变使胸腔内血容量增加,肺静脉和毛细血管压进一步增加,一般情况下已经熟睡的患者可以较好地耐受,发展至急性肺水肿出现窒息和喘息性呼吸时则被惊醒;坐起后回心血量下降,肺淤血减轻,膈肌下降,呼吸困难随之好转。除了上述机制外,肺泡弥散功能严重下降造成显著的低氧血症可加重呼吸困难。

3. **中毒**　代谢性酸中毒可导致血中代谢产物增多,刺激颈动脉窦、主动脉弓化学感受器,或直接兴奋刺激呼吸中枢,引起呼吸困难。其主要特点:①有引起代谢性酸中毒的基础病因,如尿毒症、糖尿病酮症等;②出现深长而规则的呼吸,可伴有鼾音,称为酸中毒大呼吸(库斯莫尔呼吸,Kussmaul respiration)。

某些药物,如吗啡类、巴比妥类中枢抑制药物和有机磷杀虫药中毒时,可抑制呼吸中枢,引起呼吸困难。化学毒物中毒可导致机体缺氧,引起呼吸困难,常见于一氧化碳中毒、亚硝酸盐和苯胺类中毒、氰化物中毒。其主要特点:①有药物或化学物质中毒史;②呼吸缓慢、变浅,伴有呼吸节律异常,如潮式呼吸或间停呼吸。

4. **神经精神疾病**　脑肿瘤、脑炎、脑血管意外、颅脑损伤、中枢性睡眠呼吸暂停综合征及原发性肺泡低通气综合征等,可影响呼吸中枢调节而出现呼吸困难。通气过度综合征是呼吸中枢调节功能一过性失调，过度通气超过生理代谢所需而引起的一组临床综合征，患者可有焦虑面容，呼吸浅快，有叹气样呼吸或出现手足抽搐，女性多见，以 20～40 岁多发，多为慢性过程伴急性发作，急性发作时间多为 10～30 分钟，严重者可达 1 小时，多自然缓解，严重发作时可有濒死感。患者在发病前多有外界诱发因素，可伴有胸痛、心悸、肢体麻木、头痛、头晕、失眠等症状。

5. 血液病 常见于重度贫血、高铁血红蛋白血症、硫化血红蛋白血症等。大出血或休克时因缺氧和血压下降，刺激呼吸中枢，也可使呼吸加快，出现呼吸困难。

6. 结缔组织疾病 类风湿关节炎、系统性红斑狼疮、硬皮病、皮肌炎、干燥综合征、结节性多动脉炎及肉芽肿性血管炎等，都会累及肺组织而出现呼吸困难。

问诊要点

1. 发作诱因 呼吸困难之前有无蚊虫叮咬、变应原接触史，以及吃的食物或药物等，可能导致敏感患者喉头水肿、支气管痉挛。长期卧床、手术后患者易出现血栓性静脉炎，进而导致肺栓塞。呼吸困难有间断发作病史，且发作前有感染、心律失常、静脉输液过多等，多提示心力衰竭。

2. 持续时间 慢性呼吸困难可能是原发性心、肺疾病。急性发作可能是哮喘发作、感染、肺栓塞。间歇性呼吸困难可能是心功能不全、心源性，或吸入刺激物、变应原、异物。

3. 既往病史 哮喘史提示可能有支气管痉挛，慢性阻塞性肺疾病（chronic obstructive pulmonary disease，COPD）病史提示可能有气胸导致急性呼吸困难，精神病史或近期遭受过情感打击提示可能存在通气过度综合征。

4. 伴随症状 哮鸣音多见于支气管哮喘、心源性哮喘。突发重度呼吸困难见于急性喉头水肿、气管异物、大面积肺栓塞及自发性气胸等。咳嗽多提示哮喘或肺炎；咳嗽、咳痰性状改变多提示 COPD 急性加重，咳粉红色泡沫样痰见于急性左心衰竭；咳嗽、咳痰伴发热多提示感染。发热、咽喉痛、急性呼吸困难多考虑会厌炎。呼吸困难伴胸痛考虑冠心病或胸膜疾病。胸膜性胸痛多见于气胸、肺栓塞、肺炎、胸膜炎。消化不良提示胃食管反流病或误吸。意识障碍见于脑出血、脑膜炎、糖尿病酮症酸中毒、尿毒症、肺性脑病、急性中毒或休克型肺炎等。

5. 与体位、时间相关性 端坐呼吸可出现于左心衰竭、COPD、神经肌肉疾病。夜间阵发性呼吸困难多见于左心衰竭，也见于 COPD。

诊断与鉴别诊断

1. 有引起左心衰竭的基础病因 如风湿性心脏瓣膜病、高血压心脏病、冠心病等。

2. 呈混合性呼吸困难 活动时呼吸困难出现或加重，休息时减轻或消失，卧位明显，坐位或立位时减轻，故而当患者病情较重时，往往被迫采取半坐位或端坐体位呼吸。

3. 两肺底部或全肺出现湿啰音。

4. 应用强心剂、利尿剂和血管扩张剂改善左心功能后，呼吸困难症状随之好转。

诊疗流程

呼吸困难是临床常见症状之一，但以心源性和肺源性两大原因最为常见，结合其他症状、病史、体格检查、实验室检查、影像学检查、内镜、肺功能、心电图及组织病理学检查等有关检查结果进行诊断（图 2-1）。

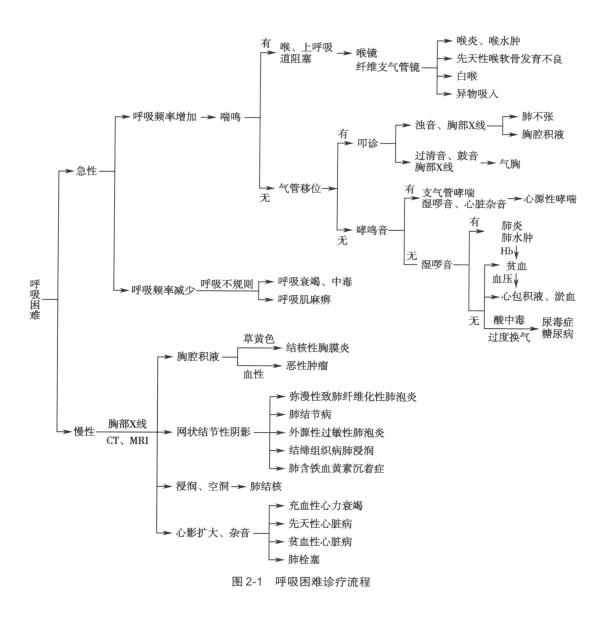

图 2-1　呼吸困难诊疗流程

📋 典型病例

（一）以呼吸困难为主要表现的心力衰竭

患者男性，62 岁。

主诉：阵发性呼吸困难 14 年，加重 1 年。

现病史：患者 14 年前出现呼吸困难，活动后明显，加重时夜间不能平卧，无水肿。多次因心力衰竭于当地医院治疗。入院前 1 年，患者感冒后呼吸困难再次加重，伴夜间呼吸困难，查超声心动图显示左心房扩大，二尖瓣中大量反流，三尖瓣及主动脉瓣轻度反流，左心功能测定重度受损 [左心室射血分数（left ventricular ejection fraction，LVEF）28%]，建议行心脏再同步化治疗并植入心脏复律除颤器（cardiac resynchronization therapy and implantable cardioverter-defibrillator，CRT-D），患者因体质较差，回家调理。目前一般状态较好，仍有呼吸困难，为行 CRT-D 再次入院。

既往史：前列腺增生，否认高血压、糖尿病病史。

个人史：否认吸烟、饮酒史。

家族史：否认有遗传疾病史，家族中无同病患者。

体格检查：血压 92/63mmHg。神志清，精神可。心率 87 次 /min，叩诊心界明显扩大，心尖部可闻及 2/6 级收缩期杂音。腹软，肝、脾肋下未触及。双下肢无水肿。

辅助检查：实验室检查显示 NT-proBNP 15 213pg/ml。心电图显示窦性心律，一度房室传导阻滞伴完全性左束支传导阻滞，QRS 波宽度 212ms（图 2-2）。超声心动图显示左心房前后径 50mm，左心室舒张末期前后径 85mm，LVEF 28%，左心室运动不同步（图 2-3）。

入院诊断：扩张型心肌病；心力衰竭，纽约心脏病协会（New York Heart Association，NYHA）心功能Ⅳ级。

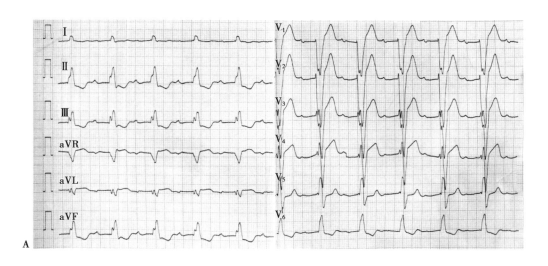

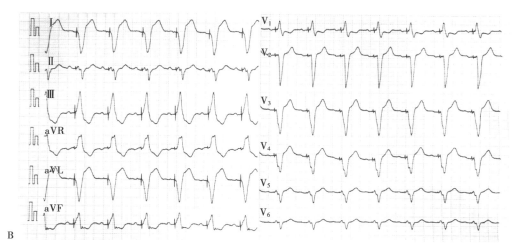

图2-2　心电图

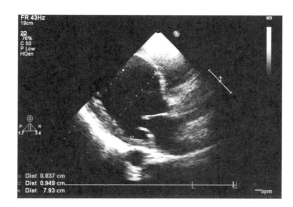

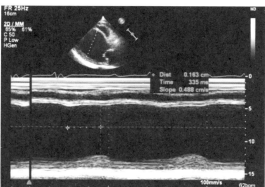

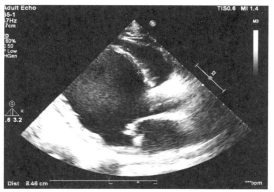

M型及二维超声/mm			多普勒超声			
主动脉	瓣结构	正常	项目	时相	流速/（cm·s⁻¹）	压差/mmHg
	瓣开放幅度		二尖瓣	收缩期		
	瓣环内径	22		舒张期	87	
	窦部前后径	31	三尖瓣	收缩期	296	
	升主动脉径	35		舒张期	63	
	弓降部		主动脉瓣	收缩期	102	
左心房	前后径	50		舒张期		
	房间隔延续	正常	肺动脉瓣	收缩期	77	
左心室	室间隔厚度	8		舒张期		
	运动与后壁	反向	房水平			
	室间隔延续	正常	室水平			
	舒张末期前后径	85	动脉水平			
	后壁厚度	6	左心室功能测定			
	心包	正常	舒张末期容积		350ml	
右心室前后径		20	收缩末期容积		252ml	
主肺动脉径		24	心输出量			
右肺动脉径			每搏量		98ml	
左肺动脉径			射血分数（EF）		28%	
肺动脉瓣结构		正常				
二尖瓣结构		正常				
三尖瓣结构		正常				

图 2-3 超声心动图

诊治过程、临床分析与决策：入院后积极完善相关检查，经强心、利尿、扩血管、平喘等治疗，患者仍反复出现呼吸困难症状。依据《2016 年欧洲心脏病学会心力衰竭治疗指南》，对于窦性心律，QRS 时限≥150ms，QRS 波呈左束支传导阻滞形态，在优化药物治疗下，仍 LVEF≤35% 的症状性心力衰竭患者，建议行 CRT-D 以改善症状，降低心力衰竭住院率和死亡率（Ⅰ类推荐，A 级证据）。本例患者符合 CRT-D 适应证，行 CRT-D 并辅助药物治疗后，症状好转。

最终诊断：扩张型心肌病；心力衰竭，NYHA 心功能Ⅳ级。

预后及随访：患者出院定期门诊随访，CRT-D 程控工作良好，症状明显好转。

讨论：患者阵发性呼吸困难 14 年，多次因心力衰竭于医院治疗。此次入院后经正规药物治疗无效，且符合 CRT-D 适应证。正规药物治疗无效的心力衰竭患者，如存在 CRT-D 适应证，建议行 CRT-D。

（二）以心悸伴呼吸困难为主要症状的主动脉瓣重度狭窄合并急性肺栓塞

患者女性，72 岁。

主诉：阵发性心悸伴呼吸困难 7 天。

现病史：患者 7 天前活动后出现心悸伴呼吸困难，伴乏力，无头晕、胸痛、黑矇，持续约 20 分钟，休息后缓解。7 天以来，上述症状时有发作，多于活动后发作，持续约 15 分钟，休息或口服硝酸异山梨酯后缓解。于当地医院行心电图显示 V₄～V₆ 导联 ST 段压低，诊断为"心肌缺血"。为进一步诊治入院。

既往史：风湿病病史 30 年。高血压病史 10 年，血压最高达 150/90mmHg，服用复方利血平片（复方降压片）抗高血压治疗，血压控制在正常范围。二尖瓣关闭不全病史 4 年。否认呼吸系统疾病史。

个人史：否认吸烟、饮酒史。

家族史：否认有遗传疾病史，家族中无同病患者。

体格检查：血压 127/71mmHg。神志清，精神可。双肺呼吸音清。心率 83 次 /min，律齐，心尖部可闻及 2/6 级收缩期高调杂音，主动脉瓣第一听诊区可闻及 2/6～3/6 级收缩期粗糙杂音。腹软，肝、脾肋下未触及。双下肢无水肿。

辅助检查：实验室检查显示 NT-proBNP 394pg/ml，D- 二聚体 5 000μg/L。血气分析显示 $PaCO_2$ 33.9mmHg，PaO_2 79.3mmHg。超声心动图显示主动脉瓣收缩期流速 531cm/s，LVEF 56%（图 2-4）。

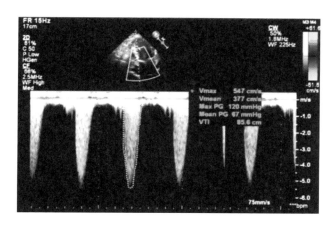

M型及二维超声/mm			多普勒超声			
	瓣结构	增厚	项目	时相	流速/（cm·s⁻¹）	压差/mmHg
主动脉	瓣开放幅度		二尖瓣	收缩期		
	瓣环内径	22		舒张期	98	
	窦部前后径	33	三尖瓣	收缩期	264	
	升主动脉径	45		舒张期	66	
	弓降部		主动脉瓣	收缩期	531	
左心房	前后径	27		舒张期	236	
	房间隔延续	正常	肺动脉瓣	收缩期	104	
左心室	室间隔厚度	18		舒张期		
	运动与后壁	反向	房水平			
	室间隔延续	正常	室水平			
	舒张末期前后径	39	动脉水平			
	后壁厚度	9	左心室功能测定			
	心包	正常	舒张末期容积	86ml		
右心室前后径			收缩末期容积	38ml		
主肺动脉径		23	心输出量			
右肺动脉径			每搏量	48ml		
左肺动脉径			射血分数（EF）	56%		
肺动脉瓣结构		正常				
二尖瓣结构		增厚				
三尖瓣结构		正常				

图 2-4 超声心动图

入院诊断：风湿性心脏病；主动脉瓣重度狭窄；二尖瓣关闭不全；高血压 1 级。

诊治过程、临床分析与决策：患者入院后予吸氧、平喘等对症治疗，请心胸外科会诊心脏瓣膜病。其间呼吸困难多次发作,夜间反复出现。完善相关检查,D-二聚体明显增高,结合患者呼吸困难症状及血气分析 PaO_2 较低,高度怀疑肺栓塞。行肺动脉 CTA 检查显示右肺动脉干及双肺动脉分支多发栓塞(图 2-5)。给予华法林抗栓治疗后,呼吸困难症状逐渐缓解。

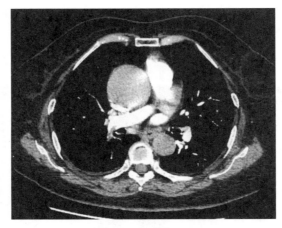

图 2-5 肺动脉 CTA

最终诊断:风湿性心脏病;主动脉瓣重度狭窄;二尖瓣关闭不全;高血压 1 级;急性肺栓塞。

预后及随访:半年后患者呼吸困难症状明显缓解,复查肺动脉 CTA 血栓消失。

讨论:"一元论"适用于多数疾病的诊断,但是当症状不能完全由一种疾病解释时,应该积极寻找其他病因,避免漏诊。本例中患者既往风湿性心脏病多年且合并主动脉瓣重度狭窄、二尖瓣关闭不全,这次因呼吸困难入院,很容易主观认为病因即为主动脉瓣重度狭窄、二尖瓣关闭不全。故应按照呼吸困难诊疗流程逐步排查,避免漏诊。

(三)支气管哮喘致呼吸困难

患者女性,66 岁。

主诉:咳嗽、咳痰 20 余天,发热伴呼吸困难 5 天。

现病史:患者 20 天前上呼吸道感染后出现咳嗽、咳黄痰,近 5 天在以上症状的基础上又伴发热、呼吸困难,体温最高达 39℃,伴畏寒、寒战,伴恶心、呕吐,就诊于当地医院,给予"头孢菌素(先锋)、阿奇霉素"抗感染治疗,未见明显好转。为求系统治疗入院。

既往史:变应性鼻炎病史 30 年,自诉对花粉及冷空气过敏。

个人史:吸烟史 10 余年,平均 20 支 /d。否认饮酒史。

家族史:否认有遗传疾病史,家族中无同病患者。

体格检查:血压 139/74mmHg。神志清,精神可。双肺呼吸音低,可闻及广泛干啰音。心率 79 次 /min,律齐,心音可,未闻及杂音。腹软,肝、脾肋下未触及。双下肢无水肿。

辅助检查:胸部 CT 检查显示双肺透亮度增加,呈过度通气状态(图 2-6)。

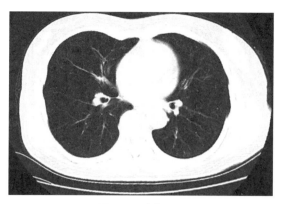

图 2-6　胸部 CT

入院诊断：支气管哮喘发作期；变应性鼻炎。

诊治过程、临床分析与决策：患者入院后予抗感染、平喘、化痰、小剂量激素治疗，呼吸困难、发热等症状缓解。

最终诊断：支气管哮喘发作期；变应性鼻炎。

预后及随访：经过多次门诊随诊并调整药物剂量，患者未再有哮喘发作。

讨论：目前，虽然支气管哮喘不能根治，但是长期规范化治疗可以使大多数患者达到良好或完全的临床控制。有支气管哮喘病史患者，应严格呼吸内科门诊随诊调药，使用最小有效剂量药物治疗，尽量减少哮喘发作。

（四）COPD 致呼吸困难

患者男性，72 岁。

主诉：阵发性喘息 20 余年，再发伴呼吸困难 10 天。

现病史：患者 20 年前反复出现咳嗽、咳痰，咳白色稀薄样痰，以冬季为著，伴活动后胸闷、气短，活动耐力进行性下降。曾诊断为"慢性支气管炎"（具体不详），平时于家中间断吸氧。10 天前患者无明显诱因出现咳嗽，咳黄痰，胸闷喘息加重，伴眼睑、下肢水肿，小便量少，于当地医院急诊就诊，胸部 CT 检查显示（8 天前）双肺支气管炎并细支气管扩张，左肺上叶肺气肿，纵隔内多发淋巴结，心影增大，心包局限性增宽，两侧胸膜增厚，右侧胸腔积液，肝内胆管结石或钙化灶。予左氧氟沙星联合头孢孟多酯钠抗感染 1 周，自觉效果欠佳，为求进一步诊治入院。

既往史：高血压病史 20 余年。

个人史：吸烟史 30 年，平均 40 支 /d，已经戒烟 20 年。

家族史：否认有遗传疾病史，其兄患高血压。

体格检查：血压 142/77mmHg。神志清，精神差，眼睑水肿，口唇发绀，气管居中，未见颈静脉怒张及颈动脉异常搏动。双肺呼吸音低，可闻及湿啰音。心率 86 次 /min，律齐，未闻及杂音及心包摩擦音。腹部膨隆，无压痛、反跳痛及肌紧张。双下肢水肿。

辅助检查：胸部 CT 可见肺纹理增粗、紊乱（图 2-7）。

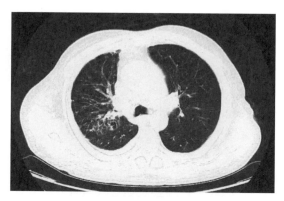

图 2-7 胸部 CT

入院诊断：COPD 急性加重期；肺源性心脏病；高血压。

诊治过程、临床分析与决策：患者入院后给予无创呼吸机支持辅助通气，并予抗感染、平喘、化痰、利尿治疗。3 天后患者顺利脱机，继续药物治疗 6 天后，喘息、呼吸困难症状完全消失。入院第 8 天顺利出院。

最终诊断：COPD 急性加重期合并Ⅱ型呼吸衰竭；肺源性心脏病；支气管扩张合并感染；高血压。

预后及随访：门诊定期随访，患者长期家庭氧疗，配合药物治疗，病情稳定。

讨论：COPD 是我国常见病，尤其在北方，吸烟人群多见。有 COPD 病史患者在冬春季节交替时要注意防寒保暖，感冒后早发现、早治疗，避免病情加重。家庭氧疗配合规律门诊随访，及时调整药物，可以有效降低住院率。

（五）替格瑞洛引起的呼吸困难

患者男性，54 岁。

主诉：阵发性胸痛 2 年，再发 1 天。

现病史：患者 2 年前情绪激动后出现胸痛，持续约 10 分钟可自行缓解，近 1 天多次发作，性质同前，拟行冠状动脉造影。入院后给予负荷剂量替格瑞洛 180mg，服药约 1 小时后患者主诉显著呼吸困难，与体位无关。

既往史：否认高血压、糖尿病病史。冠心病病史 2 年，平时口服阿司匹林及辛伐他汀。

个人史：吸烟史 20 年，平均 20 支 /d。否认饮酒史。

家族史：否认有遗传疾病史，父亲有冠心病病史。

体格检查：血压 142/75mmHg。听诊双肺呼吸音清，未闻及干、湿啰音。心率 73 次 /min。双下肢无水肿。

辅助检查：超声心动图及胸部 CT 均正常。

入院诊断：冠心病，不稳定型心绞痛。

诊治过程、临床分析与决策：患者上午入院后给予阿司匹林 300mg 及替格瑞洛 180mg 口服，拟择日行冠状动脉造影。下午患者诉憋气、呼吸困难，呈持续性，与体位及活动无关。查体发现血压 124/81mmHg，心率 82 次 /min，双肺呼吸音清，未闻及啰音；血气分析显

示 $PaCO_2$ 34.1mmHg，PaO_2 92.1mmHg；D- 二聚体正常。考虑呼吸困难与替格瑞洛相关，停药 1 天后，胸闷、呼吸困难症状消失。改氯吡格雷口服抗血小板治疗。

最终诊断：冠心病，不稳定型心绞痛。

预后及随访：患者出院后规律门诊随诊，未再有胸痛及呼吸困难发作。

讨论：替格瑞洛引起呼吸困难的机制主要分为腺苷堆积学说和神经元受体学说。大多数替格瑞洛相关的呼吸困难表现为一过性，持续数小时或数天，大部分发生在用药的第 1 周。大部分患者对轻度呼吸困难可以耐受而无须停药，继续从替格瑞洛的治疗中获益。只有持续性重度呼吸困难不能耐受的患者，须考虑停用替格瑞洛。

（六）碘对比剂过敏引起的呼吸困难

患者女性，71 岁。

主诉：阵发性心悸伴胸痛 3 年，再发 7 天。

现病史：患者 20 年前无明显诱因出现胸闷、憋气，伴肩背部不适，伴出汗、乏力，不伴胸前区疼痛，未予治疗。20 天前无明显诱因出现心前区疼痛，伴背部不适，无出汗、乏力，无头晕、头痛及意识丧失，无恶心、呕吐，症状持续数分钟，休息后可缓解，未予治疗。1 天前上述症状加重，自觉时间较前延长，为进一步治疗入院。

既往史：高血压病史 10 年，血压最高达 200/80mmHg。糖尿病病史 8 年，口服二甲双胍，血糖控制良好。

个人史：否认吸烟、饮酒史。

家族史：否认有遗传疾病史，家族中无同病患者。

体格检查：血压 124/74mmHg。神志清，精神可。双肺呼吸音清。心率 82 次 /min，律齐，心音可，未闻及杂音。腹软，肝、脾肋下未触及。双下肢无水肿。

（无辅助检查）

入院诊断：冠心病，不稳定型心绞痛；高血压 3 级，极高危；2 型糖尿病。

诊治过程、临床分析与决策：患者入院后行冠状动脉造影 +PCI，手术自开始注射对比剂 30 分钟后，患者诉呼吸困难，吸氧无明显缓解。查体发现双肺呼吸音清，未闻及啰音，心律齐、无杂音。冠状动脉造影及主动脉造影未见夹层、撕裂、穿孔等并发症。术中持续动脉血压监测，自开始 124/62mmHg 逐渐下降至 65/40mmHg（自注射对比剂起 30 分钟后），同时胸前可见大片红色皮疹，伴瘙痒、睑结膜水肿，证实为对比剂过敏，发生过敏性休克。术中造影可见左前降支、左回旋支广泛痉挛，先后给予地塞米松、甲泼尼龙琥珀酸钠、硝酸甘油静脉推注，苯海拉明肌内注射，后血压逐渐恢复正常，冠状动脉痉挛解除。后顺利出院，出院后定期随访，未再有不适。

最终诊断：冠心病，不稳定型心绞痛；高血压 3 级；2 型糖尿病；碘对比剂过敏；过敏性休克。

预后及随访：患者规律门诊随诊，无胸痛及呼吸困难等不适症状。

讨论：碘对比剂最主要的不良反应就是过敏反应，轻度过敏反应如皮疹，肌内注射苯海拉明多可纠正；如出现呼吸困难、低血压等严重过敏反应，肾上腺素及糖皮质激素更加快速、有效。碘对比剂过敏试验可以有效预防过敏反应。

（七）心力衰竭、肺炎合并肺栓塞

患者女性，66岁。

主诉：阵发性呼吸困难、咳嗽20天。

现病史：患者20天前出现呼吸困难伴咳嗽，活动后加重。1周前于门诊查胸部X线显示心脏扩大，主动脉硬化；心电图显示心房颤动，心率133次/min；血常规正常。予对症治疗，无明显好转，逐渐加重，夜间不能平卧，小便减少，出现下肢水肿。就诊于当地医院，查心电图显示心房颤动，心率112次/min；血气分析显示PaO_2 70.9mmHg；凝血常规正常；D-二聚体升高（具体数值不详），BNP 1 236pg/ml，生化系列未汇报。考虑心力衰竭，为系统治疗入院。

既往史：高血压病史10年，血压最高达170/85mmHg。脑梗死病史7年，无明显后遗症。

个人史：否认吸烟、饮酒史。

家族史：否认有遗传疾病史，家族中无同病患者。

体格检查：血压141/73mmHg。双肺呼吸音低，两肺底散在湿啰音。心率105次/min，心律绝对不齐，心音低钝，未闻及杂音。腹软，肝、脾肋下未及。双下肢凹陷性水肿。

辅助检查：超声心动图显示左心室收缩功能未见异常（图2-8）；胸部CT检查显示心脏扩大，右肺片状炎症（图2-9）。

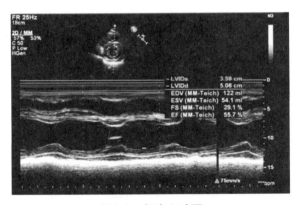

图2-8 超声心动图

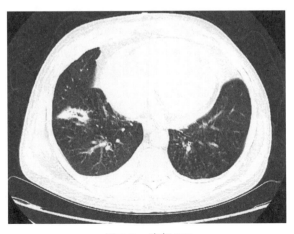

图2-9 胸部CT

入院诊断：心力衰竭，NYHA 心功能Ⅳ级；高血压 3 级；高血压心脏病；心律失常；心房颤动；支气管炎；肺部感染。

诊治过程、临床分析与决策：入院后予抗炎、利尿、平喘治疗后，患者咳嗽、咳痰明显好转。夜间仍间断呼吸困难，每次持续约 10 分钟，可自行缓解。查血气分析显示 PaO_2 75.2mmHg，D- 二聚体 9 800μg/L。考虑不除外肺栓塞，行肺动脉 CTA 检查显示双侧肺动脉栓塞，少量心包积液（图 2-10）。双下肢静脉彩超未见血栓等异常。给予华法林及低分子量肝素抗栓治疗。8 天后患者症状好转出院。

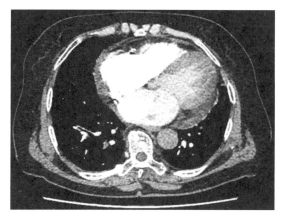

图 2-10　肺动脉 CTA

最终诊断：心力衰竭，NYHA 心功能Ⅳ级；高血压 3 级，极高危；高血压心脏病；心律失常；心房颤动；支气管炎；肺部感染；急性肺栓塞。

预后及随访：患者出院后规律门诊随诊，3 个月后呼吸困难症状完全消失，复查肺动脉 CTA 显示原血栓已消失。

讨论：该病例起始夜间平卧位呼吸困难伴双下肢水肿，可能与肺栓塞、肺动脉高压及支气管炎相关。当超声心动图与心力衰竭的疑似诊断不一致，支气管炎纠正后伴 D- 二聚体升高、PaO_2 持续减低、呼吸困难症状持续存在时，要警惕是否存在肺栓塞，必要时完善肺动脉 CTA 进一步明确诊断。

（八）通气过度综合征致呼吸困难

患者男性，59 岁。

主诉：持续性呼吸困难伴乏力 3 天，加重 1 天。

现病史：患者 3 天前情绪激动后出现呼吸困难，伴乏力，无发热，无咳嗽、咳痰，进食后症状缓解。1 天前无明显诱因上述症状加重，伴头晕，就诊急诊科，查胸部 CT 显示双肺背侧轻度坠积性改变，为求系统治疗入院。发病以来，患者饮食、睡眠可，精神体力可，体重无明显改变。

既往史：否认高血压、糖尿病病史。

个人史：否认吸烟、饮酒史。

家族史：否认有遗传疾病史，家族中无同病患者。

体格检查：神志清，精神可，口唇无明显发绀，气管居中，未见颈静脉怒张和颈动脉异常搏动。双肺呼吸音低，未闻及干、湿啰音。心率 82 次 /min，律齐，各瓣膜听诊区未闻及杂音及额外心音。腹软，无压痛、反跳痛及肌紧张。双下肢无明显水肿。

辅助检查：实验室检查，血气分析显示 PaO_2 100.5mmHg，$PaCO_2$ 28.7mmHg，pH 7.433；D- 二聚体、红细胞沉降率、肺癌标志物检测均正常。肺动脉 CTA 未见异常。超声心动图显示心脏结构未见明显异常，左心室舒张功能减低。双下肢动静脉彩超均未见异常。

入院诊断：通气过度综合征。

诊治过程、临床分析与决策：患者既往无呼吸系统疾病和吸烟史，本次由情绪激动引起，结合血气分析显示 PaO_2 正常、$PaCO_2$ 减低，考虑通气过度综合征。给予面罩吸氧、心理安慰后，好转出院。

最终诊断：通气过度综合征。

预后及随访：1 个月后电话随访，患者无不适，嘱其注意调整自身情绪，避免情绪激动。

讨论：通气过度综合征主观症状突出，累及多器官系统，表现为气短、呼吸加深加快、心悸、头晕、口唇与四肢麻木、手足抽搐、精神紧张、焦虑、恐惧等，严重者甚至出现意识模糊、晕厥。发病多与焦虑障碍相关。临床以心理干预为主、药物治疗为辅综合处理，效果显著。提高患者对本病的认识，减轻患者及家属的紧张情绪，能够迅速缓解症状。

（九）睡眠呼吸暂停综合征致呼吸困难

患者男性，37 岁。

主诉：睡眠呼吸暂停 10 余年，嗜睡 1 年，加重 1 天。

现病史：患者 10 年前出现睡眠呼吸暂停，伴有咳嗽、咳痰症状，咳白痰，量少，具体治疗经过不详，症状逐渐加重。1 年前出现嗜睡症状。1 天前出现意识不清，呼之不应，伴呼吸困难，口唇、颜面发绀，咳嗽，咳白痰，量不多，无恶心、呕吐，无抽搐，无大小便失禁。家中自行心肺复苏半小时，于当地县医院就诊，给予无创呼吸机辅助通气后，患者神志逐渐转清，仍有嗜睡，为进一步治疗入院。患者自发病以来嗜睡，饮食、大小便正常。

既往史：糖尿病病史 2 年，高脂血症病史 2 年。

个人史：否认吸烟、饮酒史。

家族史：父亲、母亲肥胖。

体格检查：体形肥胖，嗜睡，精神差，呼之可睁眼，可正确回答问题，口唇发绀，球结膜充血、水肿，气管居中。双肺呼吸音减低，可闻及干鸣音及痰鸣音。心率 68 次 /min，律齐，各瓣膜听诊区未闻及明显杂音。腹软，无压痛、反跳痛及肌紧张。双下肢无水肿。

辅助检查：血气分析显示 PaO_2 60.2mmHg，$PaCO_2$ 80.2mmHg，pH 7.261。

入院诊断：睡眠呼吸暂停综合征；Ⅱ型呼吸衰竭；肺性脑病；2 型糖尿病；高脂血症。

诊治过程、临床分析与决策：给予抗炎、平喘、化痰治疗，纳洛酮醒脑，无创呼吸机支持后，患者好转出院。告知出院后减肥，侧位睡眠，抬高床头，避免受凉感冒，家庭无创呼吸机辅助通气治疗。

最终诊断：睡眠呼吸暂停综合征；Ⅱ型呼吸衰竭；肺性脑病；2 型糖尿病；高脂血症。

预后及随访：患者规律门诊随访，1 年后体重减少 11.5kg，呼吸睡眠暂停现象明显好转。

讨论：睡眠呼吸暂停综合征的主要危险因素包括肥胖、年龄、性别、上呼吸道解剖异常、

肥胖体形家族史，长期大量饮酒和 / 或使用镇静、催眠、肌肉松弛药物，长期吸烟等。减肥等一般治疗的基础上，专科治疗可有效控制症状。本例患者主要危险因素是肥胖，有效减肥后，症状明显好转。

（十）多发性大动脉炎致反复呼吸困难、心力衰竭

患者女性，15 岁。

主诉：间断呼吸困难 6 个月，加重 15 天。

现病史：患者 6 个月前感冒后出现胸闷、气短，无明显胸痛，无恶心、呕吐，症状持续几分钟可缓解。后间断出现胸闷、气短不适，活动后加重，因活动耐量下降明显，曾反复多次就诊于多家医院，考虑"病毒性心肌炎，扩张型心肌病"，给予营养心肌、减轻心肌耗氧量等对症治疗，效果欠佳，胸闷仍时有反复。15 天前，患者再次出现活动后胸闷、气短，伴咳嗽、咳白痰，双下肢重度凹陷性水肿，就诊于当地医院，查超声心动图显示心脏扩大、心尖部血栓形成，给予利尿、扩血管、抗血栓、抗凝等对症治疗后，症状无明显好转，为进一步诊治入院。

既往史：左下肢间歇性疼痛 6 个月，活动后加重，休息可缓解，当地医院考虑"生长痛"。高血压病史 1 年，血压最高达 175/100mmHg，规律服用卡托普利 12.5mg、2 次 /d 抗高血压治疗，未规律监测血压。否认糖尿病、高脂血症病史，否认结核病史。

月经史：13 岁来潮，平素经量正常，经期固定，现停经 4 个月。

个人史：否认吸烟、饮酒史。

家族史：否认有遗传疾病史，家族中无同病患者。

体格检查：体温 37.8℃，脉搏 96 次 /min，呼吸 20 次 /min；血压左上肢 120/94mmHg，右上肢 110/90mmHg，左腘动脉 106/70mmHg，右腘动脉 102/62mmHg。神志清，双肺呼吸音粗，未闻及干、湿啰音。心率 96 次 /min，律齐，各瓣膜听诊区未闻及杂音。腹软，无压痛、反跳痛及肌紧张，腹主动脉可闻及收缩期杂音。双下肢轻度凹陷性水肿。

辅助检查：超声心动图（外院第 1 次）显示左心增大（LA 41mm，LV 55mm，RV 22mm），左心功能减低（EF 40%），二尖瓣少 - 中量反流；肺动脉高压（58mmHg），心包积液（少量）。超声心动图（1 个月后第 2 次）显示左心扩大（LV 56mm，EF 32%），二尖瓣、三尖瓣及主动脉瓣轻度关闭不全，左、右心室收缩功能减低，左心室舒张功能减低（Ⅱ度），少量心包积液。超声心动图（4 个月后第 3 次）显示左心扩大（LV 57mm，EF 32%），左心室阶段性室壁运动异常，左心室收缩功能减低，二尖瓣中度关闭不全，三尖瓣轻 - 中度关闭不全，肺动脉高压（轻 - 中度，57mmHg）。超声心动图（6 个月后第 4 次）显示全心扩大（LV 59mm，EF 24%），左心室阶段性室壁运动异常，左心室收缩功能减低，二尖瓣中度关闭不全，三尖瓣中度关闭不全，少量心包积液，肺动脉高压（重度，91mmHg）。心电图（入院）显示窦性心律，心率 75 次 /min，$V_3 \sim V_6$ 导联 T 波倒置。24 小时动态心电图显示窦性心律，平均心率 94 次 /min，最慢 60 次 /min，最快 129 次 /min；室性期前收缩 7 个，呈单发；房性期前收缩 398 个，呈单发；无心室停搏。肺部 CT（2017-11-16）显示支气管炎；双肺小叶间隔增厚，两肺多发磨玻璃样高密度影，考虑渗出性改变；右肺中叶及双肺下叶多发炎症；两侧胸腔及左侧叶间胸膜处积液，邻近肺组织膨胀不全；心脏扩大，心包积液，肺动脉稍增宽；胸壁水肿。双肾彩超显示右肾盂分离，双肾内血流信号减少，左肾、膀胱未见占位性病变。双肾动脉彩超显示双肾动

脉起始部狭窄（考虑与腹主动脉病变有关），双肾静脉血流通畅。腹主动脉彩超显示腹主动脉中段壁全周性增厚（大动脉炎可能），腹主动脉中段狭窄（重度可能）。双侧椎动脉彩超未见异常。双侧锁骨下动脉彩超显示右侧锁骨下动脉起始部斑块形成，左侧锁骨下动脉结构及血流未见异常。双侧颈总动脉、颈内动脉、颈外动脉结构及血流未见异常。双侧股总动脉、双侧腘动脉、双侧足背动脉流速低，频谱异常。双侧腋动脉、肱动脉、双侧桡动脉、尺动脉结构及血流未见异常。冠状动脉 CTA 显示 LCX 细小，不除外发育不良所致，余冠状动脉未见明显异常。肺动脉 CTA 显示肺动脉增粗，未见明显肺栓塞征象。实验室检查显示 CRP 116mg/L，红细胞沉降率 56mm/h，BNP＞10 000pg/ml，病毒系列、甲状腺功能、降钙素原、抗链球菌溶血素 O 试验、补体测定、免疫球蛋白、抗核抗体、呼吸道病原体抗体、γ 干扰素释放试验、心肌酶、肌钙蛋白未见明显异常。

入院诊断：多发性大动脉炎；腹主动脉狭窄，双肾动脉狭窄；高血压 2 级，极高危；心力衰竭，NYHA 心功能Ⅳ级；肺动脉高压；二尖瓣中度关闭不全，三尖瓣中度关闭不全；心包积液，胸腔积液。

诊治过程、临床分析与决策：①免疫风湿科、血管外科等多学科会诊后，根据患者症状、体征、病史、辅助检查，考虑现处于大动脉炎活动期，心功能进行性恶化，不除外大动脉炎累及心脏所致，建议积极治疗原发病，根据患者病情加用醋酸泼尼松龙 1mg/（kg·d）、环磷酰胺、骨化三醇、泮托拉唑钠肠溶片、钙片、呋塞米、螺内酯、地高辛等综合治疗。同时，建议患者炎症控制后择期介入治疗腹主动脉及双肾动脉狭窄。②患者在规律应用上述药物治疗 1 个月后，胸闷症状明显缓解，活动耐力显著提高，复查超声心动图显示 LV 45mm，EF 48%。但患者血压在心功能好转后升高明显，收缩压波动于 140～180mmHg，有头痛症状，遂加用硝苯地平控释片 30mg、2 次/d，卡维地洛 10mg、2 次/d，呋塞米 20mg、2 次/d，螺内酯 20mg、2 次/d 联合降压，患者血压控制在 140/（90～100）mmHg。考虑血压控制仍不理想，在服用激素 2 个月后炎症缓解期行右股动脉穿刺腹主动脉造影及球囊扩张术，术中造影显示腹主动脉近心端管腔重度狭窄，狭窄程度约 80%（图 2-11A），双肾动脉、肠系

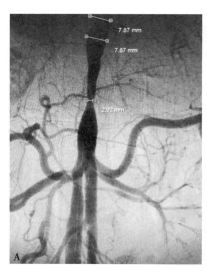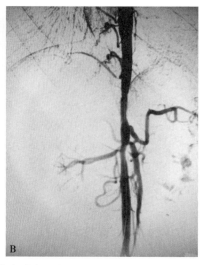

图 2-11 腹主动脉球囊扩张术
A. 腹主动脉球囊扩张术前；B. 腹主动脉球囊扩张术后。

膜上动脉起始部重度狭窄,左侧肾动脉狭窄程度较重,接近闭塞(图 2-12A,图 2-13)。使用 5mm×60mm 球囊扩张腹主动脉狭窄处,再次造影显示腹主动脉狭窄较前明显减轻(图 2-11B)。建议双肾动脉择期分次手术。后患者分别行左肾动脉球囊扩张(图 2-12B)、右肾动脉球囊扩张。三处狭窄处理后,患者口服硝苯地平控释片,血压波动于 130/90mmHg,未再诉胸闷、气短不适。

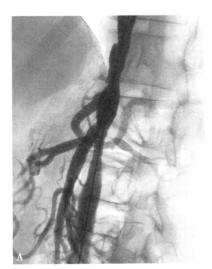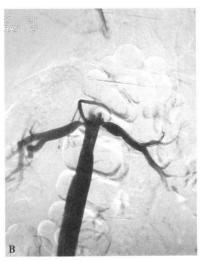

图 2-12　左肾动脉球囊扩张术
A. 左肾动脉球囊扩张术前;B. 左肾动脉球囊扩张术后。

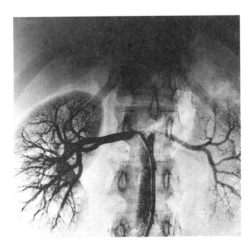

图 2-13　右肾动脉球囊扩张术前

最终诊断:多发性大动脉炎;腹主动脉重度狭窄,双肾动脉重度狭窄,肠系膜上动脉重度狭窄;高血压 2 级,极高危;心力衰竭,NYHA 心功能Ⅳ级;肺动脉高压;二尖瓣中度关闭不全,三尖瓣中度关闭不全;心包积液,胸腔积液。

预后及随访:患者定期心血管内科、风湿免疫科门诊复诊,随访半年,病情一直稳定。

讨论:患者年轻女性,慢性起病,进行性加重,主要临床表现为胸闷、气短、下肢水肿等心力衰竭症状,诊断扩张型心肌病需要除外继发原因。仔细查体后发现,患者腹主动脉听诊区可闻及收缩期杂音,双下肢动脉血压明显低于同侧上肢等大动脉炎表现,超声检查及腹主动脉造影后明确诊断。但本例患者在诊治过程中仍要弄清及解决以下问题。

1. 多发性大动脉炎的诊断 依据1990年美国风湿病学会多发性大动脉炎分类标准,该患者符合4条标准,分别是:发病年龄≤40岁,肢体间歇性跛行,腹主动脉区可闻及收缩期杂音,动脉造影异常。因此,该患者诊断明确,临床分型为胸腹主动脉型。

2. 本例多发性大动脉炎累及心脏的相关因素 ①高血压:1/3大动脉炎患者可合并高血压。多发性大动脉炎累及肾动脉引起肾动脉狭窄为高血压的主要原因。肾动脉狭窄可通过在炎症缓解期行相关介入治疗(支架/球囊扩张)得到改善,从而控制血压,降低风险。但有文献指出,裸支架植入后再狭窄率较高,需要期待药物洗脱支架的出现改善疗效。本例患者为年轻女性,15岁,考虑支架再狭窄的风险,家属拒绝支架植入术,选择病变动脉球囊扩张术。②充血性心力衰竭:1/4大动脉炎患者合并充血性心力衰竭。充血性心力衰竭的原因多为控制欠佳的高血压、主动脉瓣大量反流、缺血性心肌病。也有文献认为,心力衰竭可能是炎症因子侵及心肌细胞所致,但至今为止,这种观点仅在少数几例动脉炎患者尸检中证实。心力衰竭是导致大动脉炎患者死亡的最重要原因。本例患者心力衰竭症状明显,首次发病是感冒后,考虑年龄、超声心动图等因素,当地考虑心肌炎、心力衰竭,但并未给予激素冲击治疗,仅是纠正心力衰竭,效果甚微。入我院后详细追问病史,有高血压、间歇性跛行,且腹部查体可闻及明显杂音,完善相关部位超声检查,大动脉炎诊断明确。患者冠状动脉CTA未见明显狭窄,超声心动图显示主动脉瓣未见大量反流,故考虑其心力衰竭主要是因为血压控制欠佳。患者入院时血压正常甚至偏低,考虑心功能恶化、心肌收缩力下降,降低了心输出量,胃肠等脏器淤血,导致心脏充盈受影响,从而降低前负荷等综合作用,使动脉系统有效血容量不足,血压正常甚至偏低。但较为稳定的血压会使临床医生放松警惕,从而忽略一些有价值的线索。

3. 对于大动脉炎累及心脏出现心力衰竭的患者,仅给予相应心力衰竭对症处理是远远不够的,一定要针对病因治疗。本例患者曾在当地反复因心力衰竭治疗,给予大量纠正心力衰竭药物,但效果均欠佳。在明确大动脉炎诊断后,考虑活动期,及时加用激素、免疫抑制剂等,仅小量抗心力衰竭药物即可很大程度缓解患者症状。对于激素可能带来的水钠潴留等问题,可以严密观察,一般不会加重心力衰竭。在炎症缓解期,及时对狭窄动脉病变给予相应的介入治疗,可进一步改善患者预后。

参考文献

[1] 蔡柏蔷,李龙芸. 协和呼吸病学[M]. 2版. 北京:中国协和医科大学出版社,2011.
[2] 钟南山,刘又宁. 呼吸病学[M]. 2版. 北京:人民卫生出版社,2012.
[3] 万学红,卢雪峰. 诊断学[M]. 8版. 北京:人民卫生出版社,2013.

(高光仁 穆丽萍)

第三章 心悸

定义

　　心悸是患者对自身心脏或胸前区跳动不适的一种主观感觉，自觉心中悸动不安，不能自主，多在心跳有力或频率过快，或跳动不规则时产生，是常见临床症状。

　　心悸根据心跳的频率、节律及强度分成 4 类，包括室性期前收缩型、心动过速型、焦虑相关型及脉冲型。

　　1. 室性期前收缩型　患者多有心脏"漏跳"的不适感甚至疼痛。多见于无器质性心脏病年轻患者的房性和/或室性期前收缩，预后一般良好。

　　2. 心动过速型　患者常自觉心跳极快，可为规则的（如房室结折返性心动过速、心房扑动、室性心动过速）或不规则的（如心房颤动），常由室性心动过速引起，突发突止。部分患者可能因系统性疾病或服用药物所致的窦性心动过速引起，症状多为渐发渐止。

　　3. 焦虑相关型　患者多有明显的焦虑症状，心率仅轻度加快，不会高过相应年龄段上限心率。此型心悸不论阵发性或持续性均呈渐发渐止，而且常合并一些非特异性症状如手面部发麻，不典型的胸痛或呼吸急促过度换气，多于心悸发作前出现，多与心理疾病有关，诊断前应排除心律失常原因。

　　4. 脉冲型　患者感觉心跳非常有力、心律规则，但心率仅轻度加快。多见于器质性心脏病（如二尖瓣反流），呈持续性发作。另外，贫血、脚气病等可导致高动力循环的疾病也会产生脉冲型心悸。

发病机制与常见病因

（一）发病机制

　　心悸发生的机制尚未完全清楚，一般认为心脏活动过度是心悸发生的基础，常与心输出量及心律改变有关。在心动过速时，舒张期缩短，心室充盈不足，当心室收缩时心室肌与心瓣膜的紧张度突然增加，可引起心搏增强而感心悸。心律失常如期前收缩，在一个较长的代偿期之后的心室收缩，往往强而有力，会出现心悸。心悸出现与心律失常的出现及存在时间长短有关，如突然发生的阵发性心动过速，心悸往往较明显，而慢性心律失常，如心房颤动可因逐渐适应而无明显心悸。

（二）常见病因

心悸的发生常与精神因素及注意力有关，焦虑、紧张及注意力集中时易于出现。心悸可见于心脏病，但与心脏病不能完全等同，心悸不一定有心脏病，反之心脏病患者也可不发生心悸，如无症状的冠心病就无心悸。心悸常见病因有以下几种。

1. 心律失常 ①室性期前收缩；②室性心动过速；③窦性心动过速，窦性心动过缓，窦性停搏，二度至三度房室传导阻滞；④心脏起搏器和植入型心律转复除颤器（implantable cardioverter defibrillator, ICD）功能和 / 或程控异常。

2. 器质性心脏病 ①二尖瓣脱垂；②重度二尖瓣反流，重度主动脉瓣反流；③先天性心脏病；④肥厚型心肌病；⑤各种原因引起的心脏扩大和 / 或心力衰竭；⑥人工机械瓣置换术后。

3. 精神心理疾病 ①焦虑、惊恐发作；②抑郁所致的躯体疾病。

4. 系统性疾病 如甲状腺功能亢进症、低血糖、围绝经期综合征、发热、贫血、血容量不足、直立性低血压、体位性心动过速综合征、嗜铬细胞瘤、动静脉瘘等。

5. 药物或毒品作用 如拟交感神经药物、血管扩张剂、抗胆碱能药物、肼苯哒嗪、刚停用β受体阻滞剂、酒精、咖啡因、海洛因、苯丙胺、尼古丁、大麻、合成药物、减肥药。

问诊要点

1. 发作诱因、时间、频率、病程。
2. 有无心前区疼痛、发热、头晕、头痛、晕厥、抽搐、呼吸困难、消瘦及多汗、失眠、焦虑等伴随症状。
3. 有无心脏病、内分泌疾病、贫血性疾病、神经症等病史。
4. 有无嗜好浓茶、咖啡、烟酒情况，有无精神刺激史。

诊断与鉴别诊断

（一）诊断

心悸的诊断包括 3 个步骤：①鉴别心悸的机制；②获得心悸症状发作时的心电图记录；③评价基础心脏病。因此，对患者病史采集、体格检查及心电图检查必不可少。有些患者还需要做一些特殊的实验室检查及器械检查，包括心电图平板运动试验、超声心动图、心脏磁共振检查甚至血管造影。对于某些运动员或怀疑冠心病的患者，心悸的发作与活动有关，应行心电图平板运动试验。超声心动图检查是评估是否有器质性心脏病的重要手段。根据心脏疾病的种类，选择进一步的非介入性检查（如磁共振）和介入性检查（如冠状动脉造影）。与运动诱发的晕厥类似，运动诱发的心悸也要考虑可能与缺血、瓣膜病或其他器质性心脏病有关。一旦怀疑有系统性疾病或药物原因引起的心悸，应立即行相关实验室检查（如血红蛋白、电解质、血糖、甲状腺功能及特定违禁药品的血、尿浓度等）。若怀疑是精神心理性原因，可采用特定的问卷或请专科医生协助评估患者的精神状态。经初步的临床评估，约 50% 心悸患者可得到明确或可能的病因诊断。初步评估无异常者定义为不明原因心悸，一般无须进一步检查，安抚患者，定期随访即可。临床表现提示与心律失常相关的不明原因心悸患者，心悸与心房颤动有关的血栓高危患者，均需行进一步的如 24 小时动态心电图及心脏电生理检查。对于发作频繁或伴有血流动力学障碍、生活质量明显下降的患者，必须进一步检查以明确诊断。

（二）鉴别诊断

1．心率慢而律齐　常见于窦性心动过缓、三度房室传导阻滞、心房扑动伴有 4∶1 房室传导阻滞、室性自主心律等。

2．心率快而律齐　常见于室上性及室性阵发性心动过速、心房扑动、窦性心动过速等。

3．心率慢而律不齐　常见于窦性心律不齐、窦房传导阻滞、窦性停搏、交界性逸搏心律、二度 I 型房室传导阻滞及心率缓慢的心房颤动。

4．心率快而律不齐　常见于心房颤动、多源性房性心动过速、窦性心动过速伴期前收缩、不规则心房扑动。

5．突然发作、突然停止，见于阵发性心动过速；持续性者，常见于甲状腺功能亢进、贫血、神经官能症。

6．伴晕厥、晕厥前兆或眩晕者，见于持续性或非持续性室性心动过速、预激综合征伴心房颤动、心房颤动或心房扑动伴快速心室率、室上性心动过速伴血管迷走性晕厥等。

7．伴意识障碍，见于阿-斯综合征。

8．伴末梢循环障碍，见于各种类型的休克。

9．伴呼吸困难，不能平卧，常见于心力衰竭。

10．伴出汗，常见于甲状腺功能亢进症、低血糖、嗜铬细胞瘤。

11．伴苍白、无力、头晕、黑矇，常见于各种类型的贫血、出血。

12．心悸在安静情况下出现，活动时受到抑制，客观检查无明显发现而伴神经官能症症状，见于心脏神经官能症。

诊疗流程

心悸诊疗流程见图 3-1。

1．**病史**　很多患者就诊时并无心悸发作，因而病史询问是至关重要的第一步。首先应确认患者描述的症状确实为心悸，而非胸痛或其他胸部不适症状。需询问的病史包括：心悸症状发生前进行的活动、体位、诱因；症状起始表现，是否伴随胸痛、疲乏等其他症状；心悸持续的时间；症状停止的情况，突然或缓慢停止等；背景资料，包括心悸的首发年龄、以往发作的次数、频率，是否有系统性疾病或心脏病、甲状腺功能亢进症或猝死病史。应详细询问用药史，是否存在电解质紊乱。此外，应向家属或目击者询问症状发作时现场的情况及周围环境。这样，仅凭详尽的病史采集，有时就能排除心源性心悸，明确是否为心理疾病所致，避免不必要的心脏检查。若患者在就诊时就有心悸发作，应同时进行心电图检查。

2．**体格检查**　心悸发作时，需听诊患者的心率、心律、脉搏。通过刺激迷走神经（如颈动脉窦按摩）进行病因学鉴别诊断：若心动过速突然终止，提示房室交界区参与，而一过性心率减慢常提示心房颤动、心房扑动或房性心动过速的可能。另外，还需评估是否因心律不齐导致血压改变、心力衰竭等,以明确机体对心悸的耐受性。评价是否存在基础心脏病、窦性心律或窦性心动过速等情况,以初步筛查鉴别是否合并系统性疾病。若体检时无心悸发作,则需检查是否存在有可能导致心悸的器质性心脏病(如高血压、血管疾病、心力衰竭及心脏杂音等)及系统性疾病。

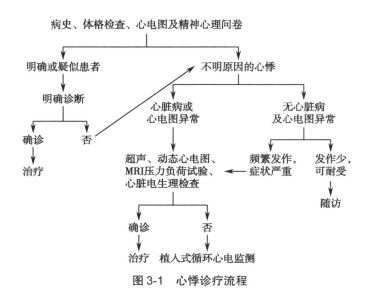

图 3-1 心悸诊疗流程

3. 十二导联心电图 若就诊时心悸正在发作,十二导联心电图是诊断的"金标准"。若患者既往未曾捕捉到有意义的心电图,应建议患者心悸发作时尽快到医院就诊。分析心电图 P 波和 QRS 波的形态、关系、心律及心率等,明确心悸是否与心律失常相关,并确定心律失常的机制和诊断。需要强调的是,心动过速时,P 波常难以辨识,导致诊断困难,可通过刺激迷走神经及药物试验(如静脉推注腺苷或阿义马林),使 P 波和 QRS 波及 T 波分开或终止心动过速,有助于心律失常的鉴别诊断。必要时可做经食管心电图检查明确。就诊时无心悸发作者也要做心电图,也可能提供非常有用的信息,如预激综合征等。

4. 动态心电监测 该技术有助于发现短阵反复发作的心律失常,能长期监测患者心律情况,症状发作时可由患者启动。具体包括体外的动态心电图监护系统、病房的远程心电监测仪、家庭式远程监测仪、植入式循环心电监测仪以及永久性人工心脏起搏器和 ICD 等,尤其是后者,能自动识别无症状心律失常事件,还能将这些事件传回心律失常监控中心,有利于远程监控,还能够识别心律失常事件发作时的情况,有助于判断心律失常的机制。对于判断心悸是否为心律失常性,动态心电图诊断的特异度较高,但灵敏度取决于监测技术和时间、患者依从性以及心律失常的发作频率。该技术的局限性在于其为单导联技术,难以精确鉴别心律失常的机制,如室上性心动过速伴室内差异性传导和室性心动过速;无法鉴别心动过缓的原因是反射机制还是心脏传导系统障碍。此外,该技术需症状反复发作方能明确诊断,可能导致恶性心律失常的治疗被延误。不管如何,反复发作、不明原因的心悸为动态心电监测技术的 I 类适应证。

5. 心脏电生理 为有创的介入治疗手段,通常不作为常规检查手段。但心脏电生理检查能明确导致心悸的心律失常的机制,并进行消融治疗。在患者心悸复发之前可进行即时诊断和治疗,避免某些恶性心律失常患者发生致命性心脏事件。对严重心脏疾病、心悸合并晕厥等高危患者,一般优先选择心脏电生理而非动态心电图(AECG)。

6. 治疗

(1)对心律失常本身的处理:

1)询问简要病史,包括是否有心脏病病史,心律失常是初发还是复发,家族内是否有相似病例,过去服药史、最近用药,此次发病是否接受过治疗。由此,可大致了解心律失常的原因。

2)血流动力学允许的情况下快速完成心电图记录,了解心率快慢,心律是否规整,QRS时限宽窄,QRS波形态是单形还是多形,QT间期是否延长,P波、QRS波是否相关。以此可大致确定心律失常的种类。

3)终止心律失常:心律失常急性期应根据血流动力学状态来确定处理原则。若心律失常本身造成严重的血流动力学障碍,终止心律失常是首要任务。血流动力学状态不稳定包括进行性低血压、休克、急性心力衰竭、进行性缺血性胸痛、晕厥、意识障碍等。在血流动力学不稳定时,不应苛求完美的诊疗流程,而应追求抢救治疗的效率。对快速心律失常应采用电复律,见效快而安全。电复律不能纠正或纠正后复发,需兼用药物。心动过缓者需使用提高心率的药物或植入临时起搏器治疗。血流动力学相对稳定者,根据临床症状、心律失常性质,选用适当的治疗策略,必要时可观察。所选药物以安全为主,即使不起效,也不要加重病情或使病情复杂化。有些心律失常可造成患者不可耐受的症状,也需采取终止措施,如室上性心动过速、症状明显的心房颤动等。

4)改善症状:有些心律失常不容易立刻终止,但快速心室率会使血流动力学状态恶化或伴有明显症状,如伴有快速心室率的心房颤动、心房扑动。减慢心室率可稳定病情,缓解症状。

(2)基础疾病和诱因的纠正与处理:基础疾病、心功能状态与心律失常尤其是室性心律失常的发生关系密切。心脏的基础状态不同,心律失常的处理策略也有所不同。心律失常病因明确者,在紧急纠正心律失常的同时应兼顾基础疾病治疗,如由 ACS 引起者需重建冠状动脉血运,心力衰竭者尽快改善心功能,药物过量或低血钾引起者要尽快消除诱因。有关基础疾病的紧急处理,应根据相应指南进行。基础疾病和心律失常可互为因果,紧急救治中孰先孰后,取决于何者为当时的主要矛盾。

心律失常病因不明者或无明显基础疾病者,也应改善患者的整体状况,消除患者紧张情绪,如适当采用 β 受体阻滞剂。应用抗心律失常药物要注意安全性,警惕促心律失常作用的发生。

(3)衡量获益与风险:对危及生命的心律失常,应采取积极措施加以控制,追求抗心律失常治疗的有效性,挽救生命。对非威胁生命的心律失常,需要更多考虑治疗措施的安全性,过度治疗反而可导致新的风险。在心律失常紧急处理时经常遇到治疗矛盾,应首先顾及对患者危害较大的方面,对危害较小方面的处理需谨慎,甚至可观察,采取不使病情复杂化的治疗。如室上性心动过速发作但既往有缓慢性心律失常,既要终止心动过速,又要防止心脏停搏,可选经食管心房调搏。

(4)治疗与预防兼顾:心律失常易复发,在纠正后应采取预防措施,尽量减少复发。根本措施是加强基础疾病的治疗，控制诱发因素。要结合患者的病情，确定是否采用抗心律失常药物治疗。恶性室性心律失常终止后，一般都要使用药物预防发作。在紧急处理后，应对心律失常远期治疗有所考虑和建议，某些患者可能需应用口服抗心律失常药物，如有适应证，建议射频消融或起搏治疗。

典型病例

（一）以心悸为主要表现的 ICD 误放电

患者男性，39 岁。

主诉：胸闷、憋气 10 年，间断心悸伴意识不清 2 年，再发加重 2 小时。

现病史：患者 10 年前活动后出现胸闷、憋气，不伴胸背部痛，不伴出汗，不伴心悸、气短，持续数分钟经休息可缓解，后上述症状间断发作，诊为肥厚型心肌病，予以口服药物治疗后症状缓解，患者未规律用药。2 年前，患者工作过程中反复出现心悸，伴晕厥，不伴大小便失禁，持续数分钟可逐渐恢复意识，查动态心电图提示室性心动过速可能，行 ICD 植入治疗。2 小时前，患者突发心悸不适，伴头晕、恶心，伴意识不清，并出现 ICD 放电治疗，上述症状反复出现，ICD 多次放电，急诊查心电图提示阵发室性心动过速、室性期前收缩，给予心外按压、地西泮、胺碘酮、艾司洛尔等急诊治疗后收入院。

既往史：否认高血压、糖尿病、冠心病病史。

个人史：否认吸烟、饮酒史。

家族史：否认有遗传疾病史，家族中无同病患者。

体格检查：血压 146/75mmHg。神志清，精神差，自主体位。双肺呼吸音粗，未闻及干、湿啰音。心率 86 次/min，律齐，未闻及杂音。双下肢无水肿。

辅助检查：实验室检查未见明显异常。心电图显示室性心动过速；窦性心律，心率 63 次/min，ST-T 异常（图 3-2）。24 小时动态心电图显示室性期前收缩 494 个，23：15—00：44 多为室性逸搏心律。超声心动图显示心脏起搏器植入术后；阳性所见考虑肥厚型非梗阻性心肌病；左心房扩大，二尖瓣少 - 中量反流；三尖瓣少量反流；左心功能未见明显异常。胸部 CT 检查显示支气管炎，左肺底条索；左肺上叶尖后段小结节，需定期随访；左心饱满，心脏起搏器植入术后（图 3-3）。

入院诊断：肥厚型心肌病；心律失常，室性期前收缩，室性心动过速；ICD 植入术后。

诊治过程、临床分析与决策：患者突发心悸不适，伴头晕、恶心，伴意识不清，并出现 ICD 放电治疗，上述症状反复出现，ICD 多次放电，急诊查心电图显示室性心动过速，给予心外按压、地西泮、胺碘酮、艾司洛尔治疗后收入院。住院期间心电监护显示室性心动过速，心室率 190 次/min，患者意识清楚，血压 120/80mmHg，再次出现 ICD 放电治疗，程控 ICD，考虑分区设置不合理，导致血流动力学稳定的室性心动过速出现误放电。重新设置室性心动过速区，监测心率为 160 次/min，仅予以三磷酸腺苷（ATP）治疗，心室颤动区 210 次/min，予以电击转复后，心电监护显示患者再次出现室性心动过速时均 ATP 转复，未再有误放电发生。复查心电图显示窦性心律（图 3-4），完善 24 小时动态心电图、超声心动图、胸部 CT，未见明显异常。长期口服胺碘酮、美托洛尔缓释片等抗心律失常药物，患者好转后出院。

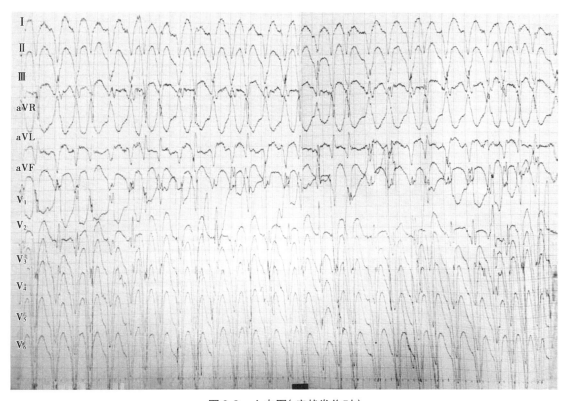

图 3-2 心电图（症状发作时）

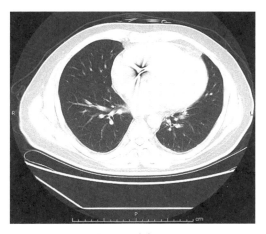

图 3-3 胸部 CT

最终诊断：肥厚型心肌病；心律失常，室性期前收缩，室性心动过速；ICD 植入术后 ICD 误放电。

预后及随访：出院后 1 个月电话随访，患者间断心悸，数秒后可缓解，未予治疗。3 个月电话随访，未诉不适，其间未住院。

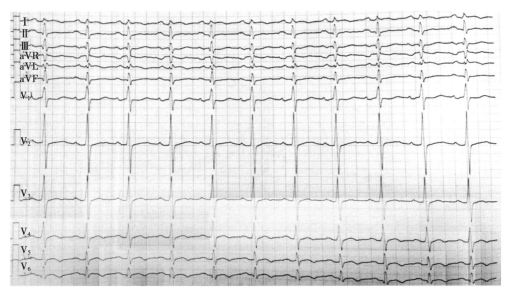

图 3-4　心电图（治疗后）

讨论：患者因心悸症状入院，症状再次发作时心电监护及心电图提示血流动力学稳定的室性心动过速，因患者既往植入 ICD，应考虑到 ICD 误放电的可能。通过分区的重新设置，误放电现象未再发，诊断明确。ICD 误放电对患者心理造成严重影响，经个体化 ICD 程控后避免了误放电现象。

（二）以心悸为主要表现的嗜铬细胞瘤

患者女性，44 岁。

主诉：间断心悸 20 年。

现病史：患者 20 年前无明显诱因出现心悸，伴头晕，自诉测心率升高，测血压发现血压高，收缩压最高达 250mmHg，先后口服"吲达帕胺、依那普利、厄贝沙坦"等药物，血压控制欠佳，心悸、头晕仍间断发作，为系统诊治入院。

既往史：甲状腺功能亢进症病史 3 年，口服甲巯咪唑治疗，停药 1 个月。脑出血病史 50天。否认糖尿病、冠心病病史。

个人史：否认吸烟、饮酒史。

家族史：否认有遗传疾病史，家族中无同病患者。

体格检查：血压 126/88mmHg。神志清，精神可，自主体位。双肺呼吸音清，未闻及干、湿啰音。心率 75 次 /min，律齐，未闻及杂音。双下肢无水肿。

辅助检查：实验室检查显示血浆肾素活性 15.06ng/（ml·h），游离甲状腺素 22.14pmol/L。心电图显示窦性心律，大致正常心电图（图 3-5）。超声心动图显示心脏结构未见明显异常。甲状腺彩超显示甲状腺实质弥漫性病变。双肾及肾血管彩超显示双肾及双肾动脉结构血流未见明显异常。全腹部 CT 检查显示腹膜后富血供肿块并包绕腹主动脉，结合高血压病史，考虑异位嗜铬细胞瘤可能性大；胆囊结石；十二指肠憩室（图 3-6）。

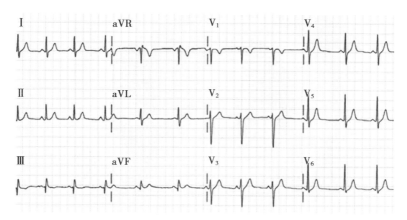

图 3-5　心电图

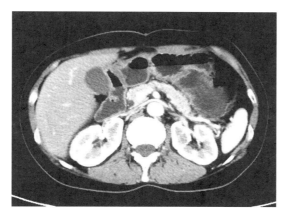

图 3-6　全腹部 CT

入院诊断：高血压；脑出血；甲状腺功能亢进症。

诊治过程、临床分析与决策：患者因心悸症状就诊，既往甲状腺功能亢进症病史，完善甲状腺功能检查，未见明显异常，继续甲巯咪唑等药物治疗。住院期间偶有血压升高，伴心悸，伴颜面潮红，极度符合嗜铬细胞瘤的临床表现，肾素活性指标明显升高［未服用血管紧张素转化酶抑制剂（ACEI）/ 血管紧张素Ⅱ受体阻滞剂（ARB）类抗高血压药］，完善全腹部CT（图 3-6），明确为异位嗜铬细胞瘤，转入泌尿外科继续诊治。泌尿外科考虑患者脑出血 1 个月，建议 3 个月后行手术治疗嗜铬细胞瘤。患者间断心悸不适，再次转入院治疗，给予控制血压、减慢心率等综合药物治疗后，患者好转出院。

最终诊断：嗜铬细胞瘤；高血压；脑出血；甲状腺功能亢进症。

预后及随访：后期电话随访，患者出院后 3 个月于北京某医院行嗜铬细胞瘤切除术，术后阵发心悸、血压升高等症状消失。

讨论：此例患者为中年女性，心悸伴血压升高，收缩压最高达 250mmHg，既往有甲状腺功能亢进症病史，但入院时甲状腺功能基本正常，应考虑血压升高的原因。而继发性高血压中嗜铬细胞瘤的临床表现与患者症状相符，相关辅助检查明确诊断，经手术治疗后症状消失。此病例提示我们，伴随症状有助于诊断，而嗜铬细胞瘤发生率低，极易误诊，临床遇到年轻患者需尽量完善相关辅助检查。

（三）以心悸为主要表现的房间隔缺损合并室性期前收缩行射频消融

患者女性，37 岁。

主诉：发作性心悸 10 年，加重 1 天。

现病史：患者 10 年前活动后出现心悸不适，自觉心跳不稳，有间歇，无黑矇、晕厥等，症状时轻时重，未正规诊治。曾行心电图检查提示频发室性期前收缩，超声心动图提示先天性心脏病、房间隔缺损。1 天前反复发作性心悸，间歇感，为求进一步诊治入院。

既往史：否认高血压、糖尿病、冠心病病史。

个人史：否认吸烟、饮酒史。

家族史：否认有遗传疾病史，家族中无同病患者。

体格检查：血压 120/70mmHg。神志清，精神可，自主体位。双肺呼吸音粗，未闻及干、湿啰音。心率 80 次 /min，律不齐，心音可，胸骨左缘第二肋间可闻及收缩期杂音。双下肢无水肿。

辅助检查：实验室检查未见明显异常。心电图显示窦性心律，室性期前收缩二联律（图 3-7）。24 小时动态心电图显示平均心率 82 次 /min，室性期前收缩 34 293 个，有 2 629 阵室性期前收缩二联律，有 995 阵室性期前收缩三联律。经食管超声心动图显示先天性心脏病，房间隔缺损（房水平左向右分流）；左心房、左心耳内均未见明显血栓声像（图 3-8）。

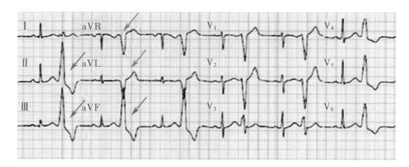

图 3-7　心电图

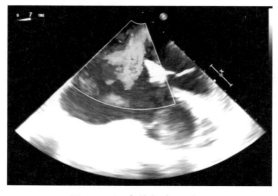

图 3-8　经食管超声心动图

入院诊断：先天性心脏病，房间隔缺损；心律失常，室性期前收缩。

诊治过程、临床分析与决策：患者因心悸症状入院，入院心电图提示室性期前收缩二联律，24 小时动态心电图显示室性期前收缩为单形性，有临床心悸等相关症状，行射频消融术为首选治疗。超声心动图显示先天性心脏病、房间隔缺损，诊断明确。经食管超声心动图未见明显血栓影，缺损直径为 11.4mm，符合封堵指征。考虑到心脏电生理检查 + 射频消融术有可能需要行房间隔穿刺，若先行房间隔封堵术，会增加房间隔穿刺难度，故先予以心脏电生理检查 + 射频消融术。术中显示为右室流出道室性期前收缩，于流出道前游离壁区域消融后室性期前收缩消失，术后复查动态心电图提示效果良好。1 个月后行房间隔封堵术，送入 10Fr 扩张器及传输鞘至左心房，选择 18mm 封堵器装入装载器，术中超声心动图监测，二尖瓣、三尖瓣未受影响，释放封堵器，术后房间隔分流消失，加压包扎，安全返回病房，患者好转出院。

最终诊断：先天性心脏病，房间隔缺损；心律失常，室性期前收缩。

预后及随访：患者房间隔封堵术后 1 个月门诊随访，未诉明显不适，心脏杂音消失。

讨论：此例为中年女性，间断心悸病史，入院查体发现心律不齐，首先应完善动态心电图明确心律失常情况，24 小时动态心电图提示室性期前收缩为单形性，有临床心悸等相关症状，行射频消融术为首选治疗。考虑到患者既往超声心动图提示房间隔缺损，若先行房间隔封堵术，会增加房间隔穿刺难度，故先予以心脏电生理检查 + 射频消融术。射频消融术后室性期前收缩个数明显减少，观察 1 个月后无复发，再行房间隔封堵术，术后相关不适症状明显缓解，随访未再发心悸。

（四）以心悸为主要表现的甲状腺功能减退性心肌病

患者女性，65 岁。

主诉：间断心悸、气短 1 个月，加重 1 周。

现病史：患者 1 个月前出现夜间平卧时心悸不适，伴喘憋不适，伴咳嗽，坐起后症状有所缓解。1 周前出现颜面部及四肢水肿，伴精神不振，食欲减退，夜间心悸、喘憋症状加重，为求进一步诊治入院。

既往史：高血压病史 1 年，未规律服用药物，未监测血压。否认糖尿病、脑梗死病史。

个人史：吸烟史 30 余年，平均 10 支 /d。否认饮酒史。

家族史：否认有遗传疾病史，家族中无同病患者。

体格检查：血压 138/85mmHg。神志清，精神差，自主体位。双肺呼吸音低，未闻及干、湿啰音；心率 72 次 /min，律不齐，可闻及期前收缩。双下肢轻度水肿。

辅助检查：实验室检查显示甘油三酯（TG）2.16mmol/L，总胆固醇（TC）9.7mmol/L，低密度脂蛋白胆固醇（LDL-C）6.38mmol/L；游离三碘甲状腺原氨酸 0.15pmol/L，游离甲状腺素 3.15pmol/L，促甲状腺激素 96.09μIU/ml，抗甲状腺球蛋白抗体 4 000U/ml，甲状腺过氧化物酶抗体 600.0U/ml。心电图显示窦性心律，室性期前收缩（图 3-9）。24 小时动态心电图显示平均心率 54 次 /min，室性期前收缩 5 698 个，183 阵室性期前收缩二联律。超声心动图显示肺动脉扩张，左心室舒张功能减低，左心功能未见明显异常（图 3-10）。甲状腺彩超显示甲状腺体积增大，实质回声减低（图 3-11）。甲状腺单光子发射计算机断层扫描（emission computed tomography，ECT）显示甲状腺右叶体积增大，摄取示踪剂能力正常，甲状腺左叶摄取示踪剂能力减低（图3-12）。

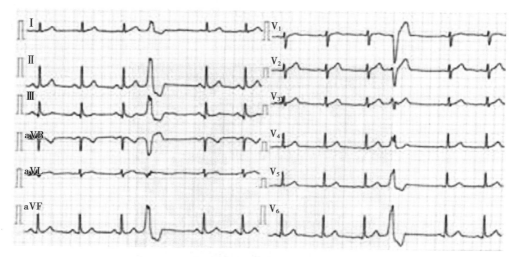

图3-9　心电图

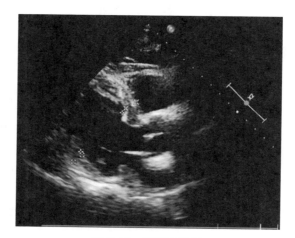

图3-10　超声心动图

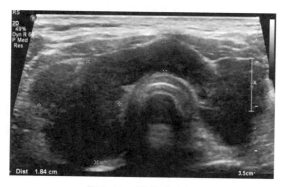

图3-11　甲状腺彩超

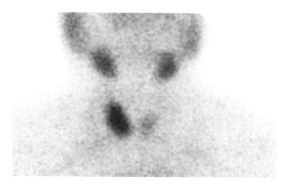

图 3-12　甲状腺 ECT

入院诊断：心律失常，室性期前收缩；高血压。

诊治过程、临床分析与决策：患者女性，主因心悸、气短入院，查体时心脏听诊可闻及期前收缩，双下肢轻度水肿，首先考虑是否存在心功能不全，完善超声心动图，证实无心室结构异常及左心室收缩功能不全。其次考虑是否为频发室性期前收缩引起症状，仔细询问病史，患者1个月内出现体重明显减轻，伴四肢水肿、精神不振与食欲减退，不能除外甲状腺功能减退症。查甲状腺功能，结果证实为甲状腺功能减退症，转至内分泌科进一步诊治。完善甲状腺彩超及甲状腺ECT，证实甲状腺功能性增大，考虑室性期前收缩引起的心悸症状原发病为甲状腺功能减退症。给予左甲状腺素钠片治疗，心悸消失后出院。

最终诊断：甲状腺功能减退症；甲状腺功能减退性心肌病；心律失常，室性期前收缩；高血压。

预后及随访：患者1个月后门诊随访，复查甲状腺功能正常，未再发心悸。

讨论：患者因心悸、气短入院，心电图可见频发室性期前收缩，易考虑其为心悸原因，但经积极抗心律失常药物治疗后症状减轻，却未缓解。询问病史，患者有体重减轻，应考虑到甲状腺功能减退症。经内分泌科医生纠正甲状腺功能后，患者心悸症状缓解。此例患者心悸原因为综合原因，易漏诊，诊疗过程中应全面考虑，详细询问患者病史，注意鉴别诊断。甲状腺功能减退性心肌病是由于甲状腺激素分泌不足，导致心肌收缩力减弱、心排血量和外周血流量减少等一系列症状和体征的内分泌紊乱性心脏病，此患者出现心力衰竭症状，并伴有甲状腺功能减退症的临床表现，应首先考虑此疾病。

（五）以心悸为主要表现的心房扑动合并左心房血栓

患者男性，53岁。

主诉：间断心悸10余天。

现病史：患者10余天前无明显诱因出现心悸不适，伴出汗及乏力，不伴胸背部痛，不伴头痛、头晕及意识丧失等，无咳嗽、咳痰，无恶心、呕吐，症状持续数十分钟，经休息后缓解，症状间断发作，为求进一步诊治入院。

既往史：糖尿病病史数年，目前皮下注射胰岛素治疗，血糖控制尚可。否认高血压、脑梗死病史。

个人史：否认吸烟、饮酒史。

家族史：否认有遗传疾病史，家族中无同病患者。

体格检查：血压 100/80mmHg。神志清，精神可，自主体位。双肺呼吸音清，未闻及干、湿啰音。心率 82 次 /min，律不齐，未闻及杂音。双下肢水肿。

辅助检查：空腹血糖 6.2mmol/L，糖化血红蛋白 6.6%。心电图显示异位心律，心房扑动（图 3-13）。经食管超声心动图显示左心耳高回声物（新形成血栓可能），左、右心房内自显影（图 3-14）。

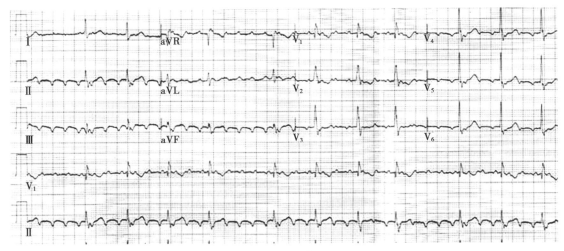

图 3-13　心电图

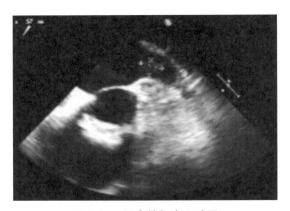

图 3-14　经食管超声心动图

入院诊断：心律失常，心房扑动；心房内血栓。

诊治过程、临床分析与决策：患者男性，主因心悸 10 余天入院，结合心电图表现诊断心律失常、心房扑动明确。查甲状腺功能除外甲状腺功能亢进症所致的心律失常。常规完善经食管超声心动图，提示左心房血栓，CHA_2DS_2-VASc 评分为 2 分，积极予以新型口服抗凝药达比加群酯抗凝治疗。服用 1 个月后门诊复查经食管超声心动图，提示心房血栓出现（图 3-15A），更换为华法林抗凝治疗，定期监测凝血酶原时间。服用华法林 1 个月后复查经食管超声心动图,提示左心房血栓消失(图 3-15B),行心脏电生理检查 + 射频消融术,成功转复窦性心律。

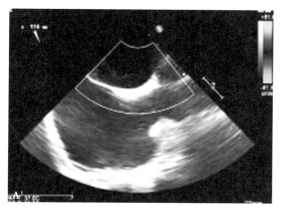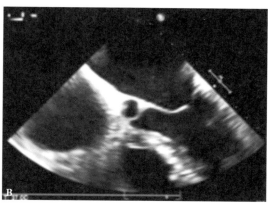

图 3-15　复查经食管超声心动图

A. 服用达比加群酯 1 个月后,心房血栓出现;B. 改服华法林 1 个月后,左心房、左心耳内未见明显血栓声像。

最终诊断:心律失常,心房扑动;心房内血栓。

预后及随访:3 个月后门诊随访,心电图显示窦性心律,经食管超声心动图未发现血栓影,停用华法林、胺碘酮等药物。

讨论:本例患者因心悸、气短入院,入院心电图诊断心房扑动明确,若直接转复,血栓脱落,后果不堪设想。无论心房扑动还是心房颤动,经食管超声心动图检查都是非常必要的,必须要完善相关检查后再行转复。患者考虑决定行射频消融术。达比加群酯为新型抗凝药物,说明书中明确指出用于预防成人非瓣膜性心房颤动患者的卒中和全身性栓塞,但用于已形成血栓的案例较少见。本例患者使用效果欠佳,提示一些特殊情况下的抗凝用药仍为华法林。

(六)以心悸为主要表现的室性期前收缩行射频消融术

患者男性,52 岁。

主诉:间断心悸 6 个月。

现病史:患者 6 个月前无明显诱因出现心悸,不伴胸背部痛,不伴胸闷、憋气,持续时间描述不清,间断发作,未予正规诊治。2 天前就诊于门诊,查 24 小时动态心电图显示平均心率 102 次 /min,最小心率 84 次 /min,最大心率 130 次 /min,室性期前收缩 65 215 个,18 712 次成对室性期前收缩,2 365 阵室性二联律,1 204 阵室性三联律,频发室性心动过速,最长持续 40 秒,为求射频消融术入院。

既往史:既往体健,否认高血压、糖尿病、脑梗死病史。

个人史:吸烟史 20 余年,20 支 /d。否认饮酒史。

家族史:否认有家族遗传疾病史,家族中无同病患者。

体格检查:血压 120/70mmHg。神志清,精神可,自主体位,双肺呼吸音清,未闻及干、湿啰音。心率 70 次 /min,律不齐,可闻及期前收缩。双下肢无水肿。

辅助检查：实验室检查未见明显异常。心电图显示窦性心律，室性期前收缩二联律（图3-16）。冠状动脉造影未见明显狭窄（图3-17）。

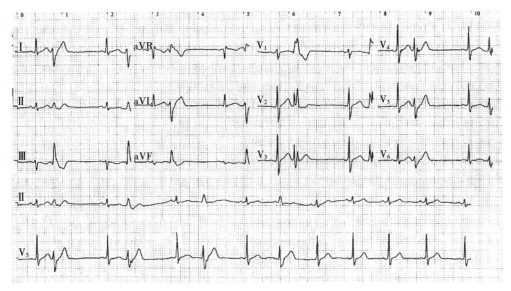

图 3-16 心电图

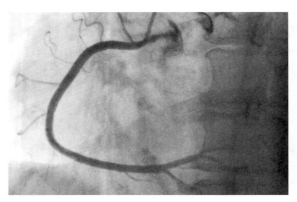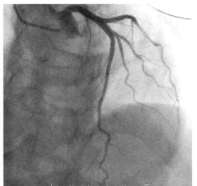

图 3-17 冠状动脉造影

入院诊断：心律失常，室性期前收缩；冠心病？

诊治过程、临床分析与决策：患者诊断明确，频发室性期前收缩，究其原因，考虑患者存在长期大量吸烟史等危险因素，与家属商议决定行冠状动脉造影以明确冠状动脉情况。冠状动脉造影未见明显狭窄（图3-17），除外缺血原因导致室性期前收缩的发生。查24小时动态心电图显示24小时室性期前收缩个数>6万，并且存在相关心悸症状，予以射频消融治疗，以主动脉右窦上前缘为靶点，放电1次90秒，消融成功。

最终诊断：心律失常，室性期前收缩，室性心动过速。

预后及随访：患者1个月后门诊随访，复查24小时动态心电图显示室性期前收缩18个，未见室性心动过速。

讨论：本例患者因心悸入院，24 小时动态心电图可见频发室性期前收缩，对患者的生活质量造成严重影响。24 小时室性期前收缩个数>6 万，并且存在相关心悸症状，符合经导管射频消融治疗指征，予以射频消融术治疗后室性期前收缩消失，避免了长期服药的弊端，改善了患者预后。

（七）以心悸为主要表现的持续性心房颤动消融术后复发

患者男性，50 岁。

主诉：间断心悸 6 个月，再发加重 3 天。

现病史：患者 6 个月前活动后出现心悸，伴胸闷，伴四肢乏力，无胸痛，无头晕、黑矇等，持续数十分钟，经休息可缓解，间断发作。3 天前上述症状再发加重，持续时间较前延长，发作次数较前增多，为进一步诊治入院。

既往史：高血压病史 10 余年，血压最高达 160/100mmHg，平素口服药物控制血压，未规律监测血压。否认糖尿病、脑梗死病史。

个人史：否认吸烟史。饮酒史 10 余年，平均饮白酒 150g/d。

家族史：否认有家族遗传疾病史，家族中无同病患者。

体格检查：血压 155/80mmHg。神志清，精神可，自主体位。双肺呼吸音清，未闻及干、湿啰音。心率 109 次 /min，律不齐，第一心音强弱不等，未闻及杂音。双下肢无水肿。

辅助检查：实验室检查未见明显异常。心电图显示异位心律，心房颤动（图 3-18）。超声心动图显示左心房增大，舒张功能减低，左心功能未见明显异常。胸部 CT 检查显示支气管炎（图 3-19）。

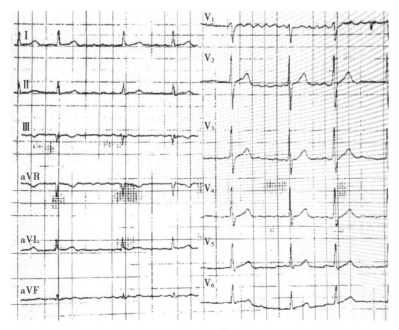

图 3-18　心电图

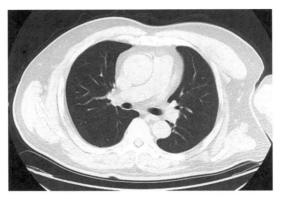

图 3-19 胸部 CT

入院诊断：心律失常，心房颤动；高血压。

诊治过程、临床分析与决策：积极予以低分子量肝素抗凝治疗，完善经食管超声心动图，左心房、左心耳未见血栓影，给予胺碘酮转复，转复未成功。住院期间患者多次心悸发作，心电图提示心房颤动。患者及家属经商议后决定行射频消融术，成功对双侧肺静脉口进行电隔离，对左心房顶部、左心房峡部和右心房峡部进行消融电隔离，后同步直流电复律一次未转复，二次电复律转复未成功，三次电复律转复为窦性心律，后规律服用胺碘酮。术后3个月门诊复查，心电图提示心房颤动，建议患者行二次射频消融术，患者拒绝，予以华法林、胺碘酮、硝苯地平缓释片等抗凝、抗心律失常、抗高血压等综合治疗。

最终诊断：心律失常，心房颤动；高血压。

预后及随访：随访2年，无血栓及心功能不全事件发生。

讨论：本例患者心房颤动病史长，超声心动图提示左心房扩大，除外甲状腺功能异常等继发因素所致心房颤动，积极药物治疗后症状仍发作，行射频消融术治疗。术后3个月复发心房颤动，消融失败，考虑为患者持续性心房颤动病史较长，心房结构发生了变化导致手术失败，因患者拒绝再次消融治疗，予以正规的抗凝、控制心室率治疗。

参考文献

毛家亮，鲍正宇，何奔. 心悸、心律失常与心理障碍[J]. 中国心脏起搏与心电生理杂志，2008，22（3）：203-205.

（王　君　王佳傲　姜盈盈）

定义

血管外组织间隙或体腔内过量的体液潴留称为水肿，临床上通常所称的水肿指组织间隙内的体液增多，体腔内体液增多则称为积液。水肿是临床常见症状之一，也称浮肿，可表现为局部性或全身性，局部性水肿是液体在局部组织中过多的积聚，指凹陷性和非指凹陷性均可以存在，全身性水肿往往同时伴浆膜腔积液，如腹水、胸腔积液和心包腔积液。水肿一般不包括脏器局部的肿胀，如脑水肿、肺水肿等。

根据水肿的程度，可分为轻度、中度、重度水肿。轻度：仅见于眼睑、眶下软组织，胫骨前、踝部的皮下组织，指压后可见组织轻度凹陷，恢复快，体重可增加5%左右。中度：全身疏松组织均有可见性水肿，指压后可出现明显的或较深的组织凹陷，平复缓慢。重度：全身组织严重水肿，身体低垂部皮肤紧张发亮，甚至可有液体渗出，有时可伴有胸腔、腹腔、鞘膜腔积液。

发病机制与常见病因

（一）发病机制

血管内外都有渗透压，组织液生成的有效滤过压＝（毛细血管内流体静脉压－组织间静水压）＋组织间胶体渗透压－血浆胶体渗透压。当有效滤过压为正值时，血管内液体不断从毛细血管小动脉端滤出至组织间隙成为组织液；当有效滤过压为负值时，则有组织液又不断从毛细血管小静脉端回吸收入血管中。在正常人体中，二者同时进行并保持动态平衡，因而组织间隙无过多的液体积聚。由于生理或病理原因，这种动态平衡被打破时，组织间液的生成多于回吸收，便产生水肿。其具体机制为：

1. 血浆胶体渗透压降低　白蛋白是维持血浆胶体渗透压的主要蛋白。当血浆白蛋白量降到25g/L或总蛋白量降到50g/L时，血浆胶体渗透压降低，出现全身水肿。见于蛋白质吸收不良、合成减少或营养不良及伴有大量蛋白尿的肾脏疾病等。

2. 毛细血管内流体静脉压增高　可导致有效滤过压增高，有利于毛细血管血浆的滤出而不利于组织间液的回收。全身或局部静脉压升高是导致毛细血管内流体静脉压增高的主要原因，见于各种原因引起的静脉阻塞或静脉回流障碍。局部静脉回流受阻引起相应部位的组织水肿或积水，如肢体血栓导致的血栓性静脉炎，肝硬化导致的门静脉回流受阻引起胃肠壁水肿和腹水，而心力衰竭时的腔静脉回流障碍则引起全身性水肿。

3. 毛细血管壁通透性增高 血管活性物质（组胺、激肽）、细菌毒素、缺氧等，可增加毛细血管壁的通透性，水分渗出过多而滞留于组织间隙，引起水肿。炎性病灶的水肿即主要因毛细血管壁通透性增高引起，由于病原微生物的毒素作用、组织缺氧及炎症作用使血管壁通透性增高，渗出液聚集于血管外组织间隙。局部炎症、创伤、过敏等及血管神经性水肿和变态反应引起的水肿亦属此机制。此类水肿通常发生于血管壁受损的局部。

4. 淋巴液回流受阻 当淋巴循环障碍致含蛋白的淋巴液在组织间隙中积聚时，可引起水肿。最常见的原因是淋巴结受到损害或淋巴管阻塞，淋巴回流不畅。主要病因有手术创伤、感染（丝虫、真菌等）、肿瘤及慢性静脉功能不全等，如乳腺癌根治术后，由于腋窝淋巴结切除后，局部淋巴液循环破坏，可发生患侧上肢水肿；丝虫病时，下肢和阴囊淋巴管被虫体阻塞，常发生下肢和阴囊水肿；淋巴管广泛性的癌细胞栓塞可引起局部水肿。

5. 肾素 - 血管紧张素 - 醛固酮系统激活导致的水钠潴留 肾素 - 血管紧张素 - 醛固酮系统在神经 - 体液调节中起着重要作用，参与心力衰竭、肝硬化、肾病综合征水肿的形成。心力衰竭时心脏每搏输出量减少，有效循环血流减少，肾灌注血量不足，从而刺激肾近球感受器，肾素分泌增多，肾素释放入血主要作用于肝分泌的 α_2 球蛋白，催化血管紧张素原形成血管紧张素 I，再经转化酶作用将血管紧张素 I 变为有活性的血管紧张素 II，由 10 肽变为 8 肽，具有收缩血管作用。生理浓度的血管紧张素 II 可促进水钠重吸收，刺激肾上腺皮质球状带细胞分泌醛固酮。醛固酮能增强肾远曲小管对钠、氯的重吸收和排钾离子、氢离子，血浆晶体渗透压增高，刺激血管壁渗透压感受器，使垂体后叶分泌抗利尿激素，导致水钠潴留，促进心源性水肿的形成。肝硬化时肝细胞对醛固酮的灭活作用减退，在腹水形成之后，由于循环血量减少，又引起醛固酮分泌增多，参与了水肿和腹水的形成。肾病综合征因白蛋白通过肾脏大量丢失，血浆蛋白降低，体液自血管内向血管外逸出，发生水肿，有效循环血量不足，又激发肾素 - 血管紧张素 - 醛固酮系统活性。

（二）常见病因

1. 全身性水肿病因

（1）心脏疾病：如风湿性心脏病、肺源性心脏病、反复发作的快速心律失常（如心房颤动等）、先天性心脏病，高血压、冠心病、梅毒等各种病因，以及瓣膜、心肌等各种病变引起的充血性心力衰竭、缩窄性心包炎等。

（2）肾脏疾病：如高血压性肾病、糖尿病肾病、急性肾小球肾炎、慢性肾小球肾炎、肾病综合征、肾盂肾炎肾衰竭期、肾动脉硬化症及肾小管病变等。

（3）肝脏疾病：如肝硬化、肝坏死、肝癌、急性肝炎及药物性肝损害等。

（4）营养不良性因素：原发性食物摄入不足，见于战争或其他原因（如严重灾荒）所致的饥饿；继发性营养不良性水肿见于多种病理情况，如消化或吸收障碍（消化液不足、肠蠕动亢进等）、营养排泄或丢失过多（大面积烧伤和体液渗出、急性或慢性失血等）以及慢性消耗性疾病，蛋白质合成功能受损，严重弥漫性肝疾病等。

（5）内分泌疾病：如抗利尿激素分泌异常综合征、肾上腺皮质功能亢进（库欣综合征、醛固酮增多症）、甲状腺功能减退（垂体前叶功能减退症、下丘脑促甲状腺激素释放激素分泌不足）及甲状腺功能亢进等。

（6）特发性因素：该型水肿为一种原因未明或原因尚未确定的（原因可能一种以上）综合征，可能的机制为微血管变化导致血管通透性增高。此外，儿茶酚胺、肾素 - 血管紧张素 - 醛固酮系统、抗利尿激素和缓激肽也参与水肿的发生，多见于女性，往往与月经周期性有关。

（7）结缔组织病：结缔组织病中常引起水肿的疾病有系统性红斑狼疮、多发性肌炎和皮肌炎、硬皮病等，其临床特点是皮肤、皮下组织呈急性非感染性炎症所致的水肿。

2. 局部性水肿病因

（1）炎症性：为最常见的局部水肿，多见于丹毒、蜂窝织炎、疖肿等。

（2）静脉阻塞性：如肿瘤压迫或肿瘤转移、局部炎症、静脉血栓形成、血栓性静脉炎等。可分为慢性静脉功能不全、上腔静脉阻塞综合征、下腔静脉阻塞综合征以及其他静脉阻塞。

（3）淋巴性：有原发性淋巴性水肿（先天性淋巴性水肿、早发性淋巴性水肿）和继发性淋巴性水肿（肿瘤、感染、外科手术等）。

（4）变态反应性：如荨麻疹，血清病以及食物、药物、刺激性外用药等引起的变态反应等。

（5）血管神经性：属变态反应或神经源性，可因昆虫、机械刺激、温热刺激或感情激动而诱发，部分病例与遗传有关。

🩺 问诊要点

水肿发生的时间特点，有无诱因和前驱症状；发展的急缓；首发部位和发展顺序，累及的范围；是否受体位影响，是否对称，是否为凹陷性，加重和减轻的影响因素；每日饮食、水钠摄入情况，体重变化、尿量的多少；既往有无心、肝、肾、内分泌及变态反应性疾病病史。

局部伴随症状：皮肤颜色、温度、压痛、皮疹，睑结膜有无苍白，有无颈静脉怒张。全身伴随症状：有无心悸、气短、乏力、咳嗽、咳痰等心肺疾病表现及怕冷、反应迟钝；尿量、尿色有无改变；有无血压、尿检和肝肾功能异常的表现；有无胃肠道表现，如食欲减退、便秘；有无皮肤黄染和出血倾向等；水肿与药物、饮食、月经周期等的关系，药物性水肿在用药后发生，停药后不久消失，一些吲哚美辛（消炎痛）、硝酸异山梨酯及硝苯地平制剂均可引起不同程度水肿。

💧 诊断与鉴别诊断

（一）心源性水肿

各种心脏病引起右心衰竭、慢性缩窄性心包炎、心包积液时，引起静脉压升高，全身水肿，有以下特点。

1. 水肿为全身凹陷性水肿，比较坚实，移动性小，与体位有关，即双下肢低垂部位最为明显。

2. 水肿的程度与心功能不全程度密切相关。

3. 可伴有呼吸困难、气急、心悸、乏力、端坐呼吸、咳嗽、咳白色泡沫样痰等心功能不全症状。查体可见心脏扩大、心杂音、肺啰音、肝大、发绀、颈静脉怒张、肝颈静脉回流征阳性等。测中心静脉压升高。

（二）肾源性水肿

见于各种肾病，有以下特点。

1. 常晨起时发现眼睑、颜面部等组织较疏松部位水肿、肿胀，后延及全身，发展常迅速，软而移动性大。

2. 与体位关系不密切，患者一般能平卧。

3. 常发现泡沫尿、尿色异常，可出现高血压临床表现，可见蛋白尿、血尿、管型尿、低蛋白血症、肾功能损害等。

（三）肝源性水肿

见于门脉性肝硬化，有以下特点。

1. 主要表现为腹水，也可首先出现踝部水肿，逐渐向上蔓延，而头、面部及上肢常无水肿。

2. 多有慢性肝炎病史，脾大，有时可有肝大，可有黄疸等肝病面容。

3. 皮肤可见蜘蛛痣和肝掌，腹壁静脉曲张，胃镜可发现胃底、食管静脉曲张。

4. 多见血浆白蛋白低，肝功能受损。

（四）营养不良性水肿

由慢性消耗性疾病导致长期营养缺乏、蛋白丢失所致，有以下特点。

1. 水肿发生前常有消瘦、体重减轻、皮下脂肪减少所致组织松弛，常从足部蔓延至全身。可见低蛋白血症。

2. 维生素 B_1 缺乏可伴有全身性水肿。患者血液和尿液中维生素 B_1 含量减少，水肿时尿量减少，但无蛋白尿。其主要症状有食欲缺乏、手足麻木感、运动无力、膝反射消失，严重者可出现心功能不全的症状。

（五）内分泌性水肿

1. 甲状腺功能减退所致水肿多为非凹陷性水肿、黏液性水肿，颜面及下肢较明显，可伴多浆膜腔积液（胸腔、心包、腹腔、关节腔）。

2. 毒性弥漫性甲状腺肿所致胫前黏液性水肿可分为局限型、弥漫型及象皮病型，可伴结节及突眼症等。

3. 抗利尿激素分泌异常综合征、库欣综合征、原发性醛固酮增多症可导致体液潴留、离子异常，测定相应激素水平可鉴别。

（六）特发性水肿

1. 只见于女性，且以中年女性占多数，除外其他原因引起的水肿。

2. 水肿受体位影响且昼夜周期性波动。患者在晨起时可仅表现轻微的眼睑、颜面部及两手水肿，傍晚时水肿常最明显，波及足、踝等身体下半部，呈指凹性。

3. 一昼夜体重变化可超过1.4kg，立卧位水试验有助于诊断，立位时尿量低于卧位时尿量的50%有诊断意义。

（七）结缔组织病性水肿

1. 可为全身性或局部性水肿，指压凹陷或非凹陷性水肿，多见于头面部、颈胸、上肢等部位，皮肤红肿或皮肤肿胀、紧张，患者可伴有发热、全身不适和关节痛。

2. 结缔组织病通常会导致全身多系统多脏器受累，也会伴有大量自身抗体出现。通常会出现多器官受累的复杂症状，而且多数患者会缓慢起病，临床变化多端，病程迁延反复。肾脏也是受累器官之一，此时亦有可能会出现蛋白尿，使血浆白蛋白降低，引起水肿。

现将常见的水肿类型特点列表（表4-1）。

表4-1 常见的水肿类型特点

水肿类型	开始部位	进展速度	水肿性质	伴随症状
全身性				
心源性	双侧踝部、骶部	较迅速	移动性小，指凹陷性	呼吸困难
肾源性	眼睑、颜面	常迅速	移动性大，指凹陷性	肾功能改变、蛋白尿、高血压
肝源性	常先出现腹水	缓慢	较坚实	肝功能改变、黄疸
营养不良性	双足	缓慢	质软，指凹陷性	消瘦、皮肤干燥
黏液性	胫前、对称性	缓慢	非指凹陷性	皮肤厚硬，表面不平
局部性				
静脉阻塞	单侧、肢体	缓慢或迅速	指凹陷性	静脉曲张，色素沉着
血管神经性	局部	迅速	非指凹陷性	瘙痒，过敏体质
淋巴回流受阻	单侧肢体	较缓慢	非指凹陷性	皮肤增厚、粗糙、坚韧如象皮

诊疗流程

首先进行体格检查，确定有无水肿及水肿的部位、性质。然后对患者生命体征、一般状态进行评估，了解其病史、既往用药情况（肾上腺皮质激素、甘草制剂、雄激素、雌激素、氯丙嗪类药物、钙通道阻滞剂、血管扩张剂等），并结合相关检查（血、尿、粪便常规，肝肾功能，根据原发病可能性继续相关检查）结果、相关会诊，明确病因，进行病因治疗和对症治疗（图4-1）。

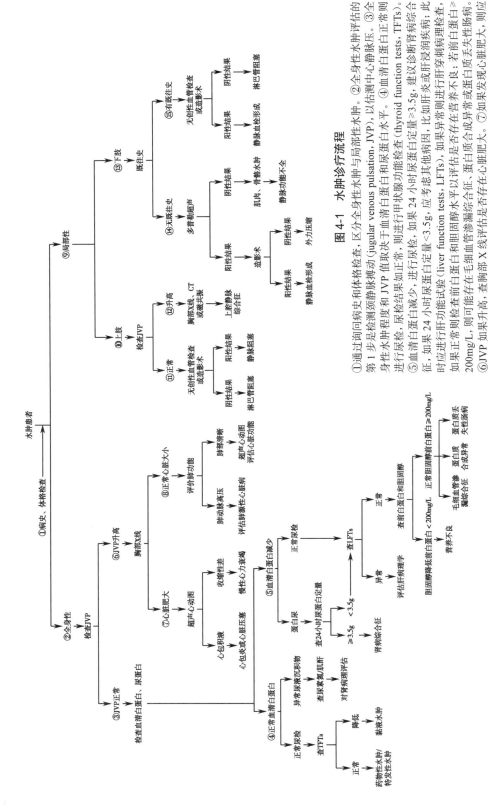

图 4-1 水肿诊疗流程

①通过询问病史和体格检查，辅助发现是否存在心包积液，区分全身性水肿与局部性水肿。②全身性水肿评估的第 1 步是检测颈静脉搏动（jugular venous pulsation, JVP），以估测中心静脉压。③全身性水肿程度和 JVP 值取决于血清白蛋白和尿蛋白水平。④血清白蛋白正常则进行尿检。⑤血清白蛋白减少，进行尿检，如果 24 小时尿蛋白定量≥3.5g，建议诊断肾病综合征，此时应进行肝功能检查（thyroid function tests, TFTs）。进行尿检，尿检结果如正常，进行尿检，如果 24 小时尿蛋白定量≥3.5g，建议诊断肾病综合征；此时应进行肝功能试验（liver function tests, LFTs），如果异常则进行肝穿刺病理检查，蛋白质合成异常或蛋白丢失性肠病。此外，如果 24 小时尿蛋白定量<3.5g，应考虑其他病因，比如肝炎或肝浸润性疾病，若前白蛋白或质丢失性肠病。如果正常则检查前白蛋白和胆固醇水平评估是否存在毛细血管渗漏综合征。蛋白质合成或质丢失性肠病。⑥JVP 如果升高，查胸部 X 线评估是否存在心脏肥大。⑦如果 JVP 正常，查胆固醇和胆固醇水平以评估是否存在营养不良；若前白蛋白>200mg/L，则可能存在毛细血管渗漏综合征。⑧胸部 X 线片提示心脏肥大，常见病因包括心力衰竭（如急性、慢性心包炎）、充血性心衰，心包增厚（如急性、慢性心包炎），心包增厚，可采用超声心动图评估心脏收缩情况。⑨局部性水肿——一般由毛细血管压力增加导致，常见于静脉阻塞，电阻通过体积描记法进行评估，寻找静脉阻塞。⑩如果局部性水肿出现在上肢，检查 JVP。⑪如果上肢水肿 JVP 正常，则进行多普勒检查评估是否存在上腔静脉综合征。⑫如果上肢水肿 JVP 升高，需警惕胸腔肿瘤，需进行胸部 X 线、CT、增强 CT 及磁共振等评估上腔静脉综合征。⑬如果局部水肿导致的高凝状态引起的淋巴管阻塞，考虑创伤，则行静脉造影。⑭如果无既往病史，则行多普勒超声检查，如有阳性发现，则行静脉造影术评估。⑮如果有既往病史，应区别是单侧还是双侧，肿瘤导致的高凝状态可提示淋巴管阻塞，行淋巴管造影术，阳性结果可提示淋巴管阻塞或下肢静脉超声检查或下肢静脉造影。

🗒 典型病例

（一）多发性骨髓瘤导致限制型心肌病全身水肿、多浆膜腔积液

患者女性，65 岁。

主诉： 间断胸闷伴全身水肿 6 个月，加重 1 个月。

现病史： 患者 6 个月前活动中出现胸闷、憋气，伴四肢乏力，全身水肿，以下肢为著，未诉胸痛及放射痛，未诉出汗、心悸，未诉头晕、头痛、黑矇，无恶心、呕吐，就诊于我院，考虑诊断"心力衰竭"，查 NT-proBNP 8 663pg/ml，血常规、自身抗体、肝肾功能、hs-CRP、甲状腺功能未见明显异常。心电图显示窦性心动过速，心电轴左偏，Ⅲ、aVF 导联异常 Q 波，前壁导联 R 波递增不良。超声心动图显示左心房扩大，左心室肥厚，二尖瓣中量反流，右心房扩大，肺动脉扩张，三尖瓣中量反流，少量心包积液，左心功能未见明显异常。胸腹盆腔 CT 检查显示心脏增大，心包少量积液，两侧胸腔积液，腹盆腔积液，胸腹盆壁水肿，考虑心力衰竭，请结合临床；右肺尖陈旧性结核灶，两肺多发条索状影合并间质性改变，左肺下叶及舌段部分肺不张；肝右叶囊肿；胆囊壁水肿，胆囊多发结石。给予积极利尿治疗后水肿消失，症状好转，后就诊于他院，复查超声心动图显示左心室肥厚，左心房扩大，二尖瓣、肺动脉瓣、三尖瓣轻度反流，左心室舒张功能重度减低，EF 52%。心脏磁共振显示弥漫性心肌运动异常及延迟强化，符合心肌淀粉样变性，限制型心肌病表现，心包积液、胸腔积液，考虑心肌淀粉样病变成立。腹部脂肪活检可见少许粉染物（苏木精 - 伊红染色）。脊柱磁共振显示颈椎、胸椎、腰椎退行性病变，$C_3 \sim C_4$、$C_4 \sim C_5$、$C_5 \sim C_6$ 椎间盘突出，$L_4 \sim L_5$ 椎间盘轻度突出。血免疫电泳分析未见明显异常。尿 Ig 轻链测定 κ 3.14mg/ml（升高），尿 Ig 轻链测定 λ 2.4mg/ml；24 小时尿蛋白定量 0.86g；白血病免疫分型，检出 3.21% 异常浆细胞，符合骨髓瘤免疫表型特征。骨髓活检病理显示造血细胞生成活跃（基质出血明显），骨髓增生尚活跃，异常浆细胞占 6%。诊断为限制型心肌病，心肌淀粉样病变，NYHA 心功能Ⅲ级，多发骨髓瘤可能。积极药物治疗后，带药"呋塞米、螺内酯、美托洛尔"出院治疗。平素口服呋塞米 20mg、2 次 /d，螺内酯 40mg、2 次 /d，美托洛尔 12.5mg、3 次 /d。1 个月来，患者再发胸闷，性质同前，程度较起病时稍有减轻，体力活动轻度受限，伴下肢及颜面水肿、食欲减退 1 周，自行应用利尿剂呋塞米针剂 20mg 肌内注射效果不佳，为求进一步治疗入院。

既往史： 既往体健，否认高血压、冠心病、糖尿病、脑梗死、消化系统疾病。

个人史： 本地出生及长期居住，无烟、酒、药物等嗜好，无工业毒物、粉尘、放射性物质接触史，无冶游史。

家族史： 否认有遗传疾病史，家族中无同病患者。

体格检查： 体温 36.5℃，呼吸 19 次 /min，血压 110/75mmHg。神清语利，颜面部轻度水肿，颈静脉充盈，双肺底呼吸音低。心率 82 次 /min，律齐，各瓣膜听诊区未闻及病理性杂音及心包摩擦音。肝大，肋下 3 指可触及。腹部膨隆，移动性浊音阴性。双下肢中度凹陷性水肿。

辅助检查： 入院后复查血、尿、粪便常规未见明显异常。生化全项显示低钠血症（血清钠 124mmol/L）。胸 + 全腹 CT 检查显示心包少量积液，两侧胸腔积液，腹盆腔积液，胸腹盆壁水肿(图 4-2)。超声心动图显示左心房扩大,左心室肥厚,二尖瓣中量反流,右心房扩大,肺动脉扩张,三尖瓣中量反流,少量心包积液,左心功能未见明显异常(图 4-3)。

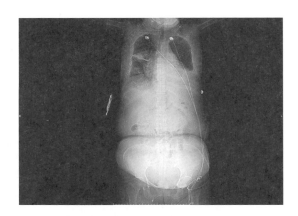

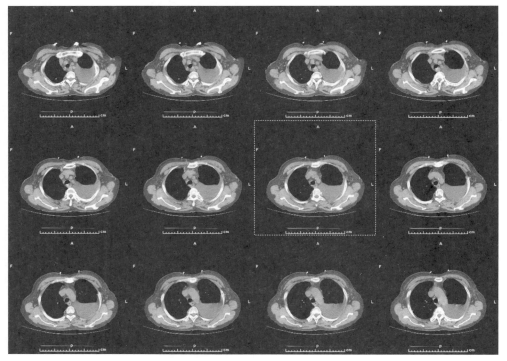

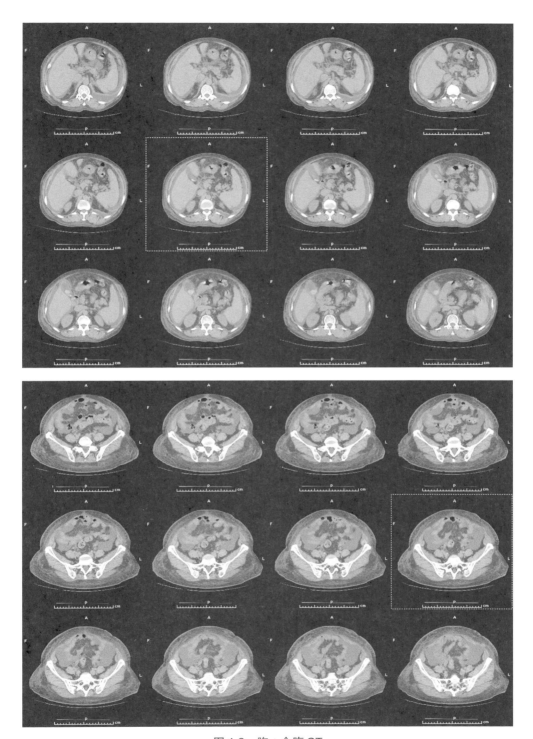

图 4-2 胸 + 全腹 CT

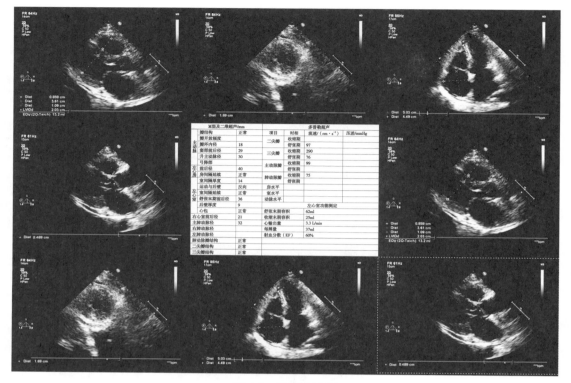

M型及二维超声/mm		多普勒超声			
瓣结构	正常	项目	时相	流速/(cm·s⁻¹)	压差/mmHg
瓣开放幅度	正常	二尖瓣	收缩期		
主动脉 瓣环内径	18		舒张期	97	
窦部前后径	29	三尖瓣	收缩期	290	
升主动脉径	30		舒张期	76	
弓降部		主动脉瓣	收缩期	99	
左心房 房间隔径	40		舒张期		
房间隔延续		肺动脉瓣	收缩期	75	
室间隔厚度	14		舒张期		
运动与后壁	反向		房水平		
室间隔延续	正常		室水平		
左心室 舒张末期前后径	36		动脉水平		
后壁厚度	9	左心室功能测定			
心包	正常	舒张期容积		62ml	
右心室前后径	21	收缩末期容积		25ml	
主肺动脉径	32	心输出量		3.3 L/min	
右肺动脉径		每搏量		37ml	
左肺动脉径		射血分数(EF)		60%	
肺动脉瓣瓣结构	正常				
二尖瓣结构	正常				
三尖瓣结构	正常				

图 4-3　超声心动图

入院诊断：限制型心肌病；心肌淀粉样病变；NYHA 心功能Ⅲ级；多发性骨髓瘤。

诊治过程、临床分析与决策：予纠正低钠血症，低分子量肝素抗凝，呋塞米、布美他尼、托拉塞米利尿保护心脏功能，纠正水肿，曲美他嗪、磷酸肌酸钠营养心肌。积极对症治疗后水肿有所减轻，患者入院 3 天后，体重下降 5kg 左右，复查血清钠 132mmol/L，考虑加用美托洛尔降低心率，减轻心肌耗氧，改善远期预后。积极对症治疗后好转出院。

本例患者为老年女性，全身水肿起病，伴胸闷、憋气、乏力等心力衰竭症状，既往无高血压、冠心病及其他导致心力衰竭的常见因素，超声心动图提示 EF 60%，左心室肥厚，左心室舒张功能重度减低，需警惕限制型心肌病，警惕造成心肌损害的自身免疫性疾病。本例患者以水肿起病，无骨痛、高钙血症，血常规、肝肾功能无异常表现，发病时心肌淀粉样病变，已导致心脏舒张功能明显受限，呈限制型心肌病终末期表现，经骨髓活检病理考虑原发病为多发性骨髓瘤。入院后给予利尿合剂减轻水肿、营养心肌等对症治疗，患者胸闷症状减轻，达到缓解症状的目标后，针对原发病多发性骨髓瘤请血液科会诊，考虑化疗风险高，与家属商议后，家属拒绝化疗方案，此病进展较快、预后差，内科药物治疗为对症治疗，效果不佳。

最终诊断：限制型心肌病；心肌淀粉样病变；NYHA 心功能Ⅲ级；多发性骨髓瘤。

预后及随访：预后不良，随访患者确诊后生存期为 8 个月。

讨论：限制型心肌病的特征为原发性心肌和 / 或心内膜纤维化，或是心肌的浸润性病变，引起心脏充盈受阻的舒张功能障碍。此例患者原发病考虑为多发性骨髓瘤导致淀粉样物质在多脏器细胞间沉积,呈淀粉样变。多发性骨髓瘤导致淀粉样变发生率为 5%~10%,常发生于舌、皮肤、心脏、胃肠道等部位,易漏诊与误诊,预后不良。内科治疗并不能明显改善限制型心肌病的总体预后,有条件的可以考虑心脏移植。国外研究显示,心脏移植能够明显提高生存率,2 年生存率从 50% 到 80%。

（二）缩窄性心包炎致全身水肿、腹水

患者男性,58 岁。

主诉:间断胸痛 17 年,胸闷、憋气、腹胀 2 年,加重伴右下肢水肿 10 天。

现病史:患者 17 年前活动时出现胸痛,以剑突下为著,曾就诊于当地县医院,查超声心动图显示心脏扩大(具体不详)。6 年前胸部 X 线片显示两肺纹理增重,肺门大小和形态未见异常,气管居中,纵隔未见增宽,心影重度增大,向右增大为主,心包可见弧形钙化影(图 4-4A),住院治疗,病情好转后出院。此后反复因胸闷、憋气、腹胀就诊于我院,给予输液及抽吸腹水等治疗后好转出院。也曾于沧县医院多次住院,给药对症保守治疗,查胸部X 线片可见心影重度增大,心包钙化略有加重(图 4-4B),患者活动耐量逐渐降低(其间曾去中国医学科学院阜外医院,考虑为"缩窄性心包炎",建议行心包剥脱术,但手术风险大,家属拒绝手术)。2 年前患者感冒后出现胸闷、憋气症状,伴乏力、腹胀,伴咳嗽,咳少量痰,活动后发作明显,就诊于我院,胸部 X 线片显示全心增大,心包钙化较前加重(图 4-4C),诊断为"缩窄性心包炎,二、三尖瓣大量反流,心脏扩大,心房颤动,全心衰竭,心源性肝硬化,腹水"。患者 10 天前再次出现胸闷、憋气、腹胀症状加重,伴右下肢明显水肿,活动耐量较前减低,为求进一步诊治入院。

既往史:否认高血压、糖尿病病史,否认肝炎、结核病史,否认药物过敏史。

个人史:本地出生及长期居住,无烟、酒、药物等嗜好,无工业毒物、粉尘、放射性物质接触史,无冶游史。

家族史:否认有遗传疾病史,家族中无同病患者。

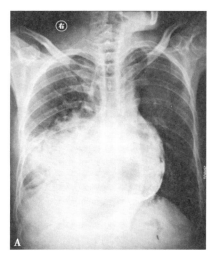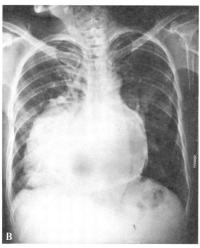

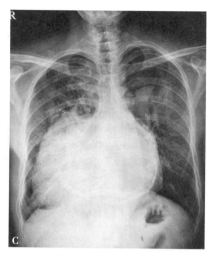

图 4-4 胸部 X 线片

A. 2008 年 1 月 24 日；B. 2010 年 9 月 26 日；C. 2012 年：两肺纹理增重，心影重度增大，以右心增大为主，各弧弓分界不清，心包呈环形钙化。

体格检查：体温 36.4℃，脉搏 85 次 /min，呼吸 18 次 /min，血压 140/75mmHg。端坐位，精神差，贫血貌，全身皮肤及黏膜黄染，巩膜黄染，颈静脉怒张。双肺呼吸音粗，未闻及干、湿啰音。心率 88 次 /min，心律绝对不齐，第一心音强弱不等，二尖瓣、三尖瓣听诊区可闻及 3/6 级收缩期杂音。腹膨隆，肝、脾触诊不满意，移动性浊音阳性。双下肢水肿，右下肢肿胀明显。腹部及右侧大腿内侧均可见直径约 10cm 的破溃，有渗出液。

辅助检查：实验室检查显示结核抗体、乙肝抗原、丙肝抗体、甲胎蛋白、糖类抗原 19-9（CA19-9）均为阴性；类风湿因子 18.7IU/ml，轻度升高；NT-proBNP 865pg/ml。超声心动图显示 LA 89mm，RA 94mm，LV 59mm，EF 62%，心包增厚（考虑缩窄性心包炎可能性大），二尖瓣、三尖瓣大量反流，肺动脉瓣少量反流，肺动脉高压，下腔静脉扩张，肺动脉平均压 30mmHg。胸部 X 线片显示心影重度增大，心包钙化较前加重（图 4-5）。胸部 CT 检查显示两侧胸腔积液，双侧肺纹理增粗，心包钙化，心脏明显增大，以心房为著，结合临床考虑扩张型心肌病，腹腔积液，腹膜增厚（图 4-6）。

入院诊断：缩窄性心包炎；心房颤动；二尖瓣、三尖瓣关闭不全；全心衰竭；心源性肝硬化、腹水。

诊治过程、临床分析与决策：患者原发病为缩窄性心包炎，是一种限制型心脏病，故心脏扩大以心房扩大为主，进而导致二尖瓣、三尖瓣关闭不全，肺动脉高压，下腔静脉扩张，出现心源性肝硬化、腹水以及全身水肿，最终全心衰竭。入院后为心力衰竭终末期，失去手术机会，故治疗方案以对症治疗为主。患者长期应用利尿剂，出现利尿剂抵抗、顽固性低钠血症，给予利尿合剂，以利尿、减轻心脏负荷。此外，予以纠正电

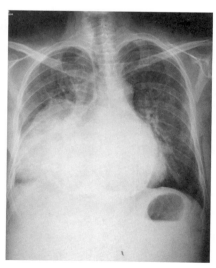

图 4-5 胸部 X 线片

解质紊乱、改善微循环、扩血管降低心脏前后负荷、营养支持等对症治疗后，患者好转出院。

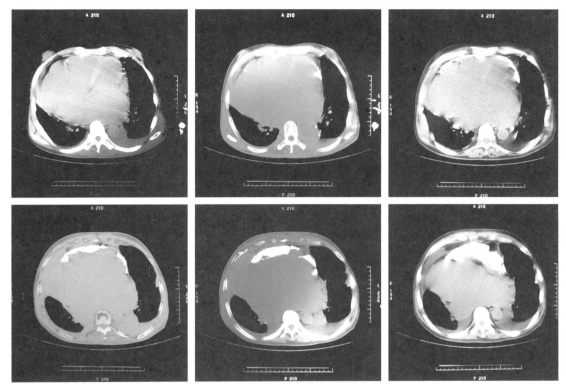

图 4-6　胸部 CT

　　最终诊断：缩窄性心包炎；心房颤动；二尖瓣、三尖瓣关闭不全；全心衰竭；心源性肝硬化、腹水；低钠血症。

　　讨论：缩窄性心包炎是指心脏被致密厚实的纤维化或钙化心包所包围，使心室舒张期充盈受限而产生一系列循环障碍的病症。本例患者病史长，出现心源性肝硬化等并发症，需与限制型心肌病、肝硬化、重度充血性心力衰竭、结核性腹膜炎等疾病鉴别。及时诊断对于缩窄性心包炎意义重大，尽早行心包切除术是唯一有效的治疗措施。

（三）风湿性心脏病心力衰竭致水肿

　　患者女性，71 岁。

　　主诉：阵发性胸闷 10 年，加重伴双下肢水肿 10 余天。

　　现病史：患者 10 余年前无明显诱因出现胸闷，伴四肢乏力，下肢水肿，就诊于当地医院，考虑"心力衰竭"予以治疗（具体不详），症状间断加重。约 1 年前出现夜间不能平卧，活动耐力逐渐下降，就诊于当地医院，积极药物治疗后好转出院。3 个月前，患者无明显诱因再发双下肢水肿，较前加重，门诊查超声心动图提示左心房血栓、心脏扩大、心功能受损、二尖瓣狭窄，无发热，服用"呋塞米、螺内酯、地高辛"等药物。10 余天前，患者感冒后胸闷再发加重，不能平卧，伴咳嗽，咳白色黏痰，无明显腹痛、腹泻，大小便正常，为求进一步诊治入院。

　　既往史：风湿性心脏病病史 40 年，乳腺癌姑息术后 6 个月。

个人史：本地出生及长期居住，长期吸烟史，5～10支/d，戒掉10余年；否认嗜酒史，无工业毒物、粉尘、放射性物质接触史，无冶游史。

家族史：否认有遗传疾病史，家族中无同病患者。

体格检查：体温36.6℃，脉搏95次/min，呼吸18次/min，血压106/70mmHg。慢性病面容，营养状态不佳，神志清，喘息貌，半坐卧位。双肺呼吸音粗，右肺底少许湿啰音。心律不齐，心音强弱不等。腹软，肝大，肋下2指可扪及，质地韧，无明显压痛，移动性浊音阴性。双下肢轻度凹陷性水肿。

辅助检查：血气分析、肌钙蛋白、免疫八项、凝血常规正常，D-二聚体1 250μg/L，BNP 6 481pg/ml，粪便隐血弱阳性。血常规显示白细胞计数3.33×10⁹/L，红细胞比容30.7%，Hb 103g/L。超声心动图显示左心房及右心室扩大，左心耳高回声结构（考虑血栓），二尖瓣重度狭窄并少量反流，肺动脉扩张，三尖瓣中-大量反流，肺循环高压，左心功能未见明显异常（图4-7）。胸部CT检查显示右下肺炎症，胸腔少量积液，两肺少许条索；心影明显增大（图4-8）。下肢静脉超声显示双下肢静脉正常，动脉硬化并斑块形成。

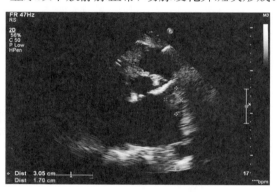

M型及二维超声/mm			多普勒超声			
	瓣结构	正常	项目	时相	流速/（cm·s⁻¹）	压差/mmHg
主动脉	瓣开放幅度		二尖瓣	收缩期		
	瓣环内径	15		舒张期	270	
	窦部前后径	26	三尖瓣	收缩期	536	115
	升主动脉径	25		舒张期	69	
	弓降部		主动脉瓣	收缩期	186	
左心房	前后径	56		舒张期		
	房间隔延续	正常	肺动脉瓣	收缩期	89	
左心室	室间隔厚度	10		舒张期		
	运动与后壁	反向	房水平			
	室间隔延续	正常	室水平			
	舒张末期前后径	35	动脉水平			
	后壁厚度	8	左心室功能测定			
	心包	正常	舒张末期容积		56ml	
右心室前后径		29	收缩末期容积		14ml	
主肺动脉径		31	心输出量			
右肺动脉径			每搏量		42ml	
左肺动脉径			射血分数（EF）		75%	
肺动脉瓣结构		正常				
二尖瓣结构		增厚				
三尖瓣结构		正常				

图4-7 超声心动图

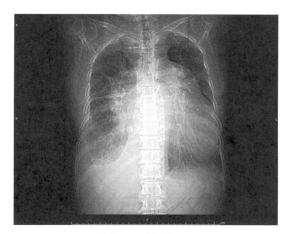

图 4-8 胸部 CT

入院诊断：风湿性心脏病联合瓣膜病变，心力衰竭，NYHA 心功能Ⅲ级；上呼吸道感染；乳腺癌姑息术后。

诊治过程、临床分析与决策：本例患者为风湿性心脏病、乳腺癌姑息术后，一般状态差，感染是此次心力衰竭的重要诱因，故纠正心力衰竭及抗感染治疗需双管齐下。待内科治疗心力衰竭平稳后，可考虑外科手术治疗。入院后给予低盐饮食，予以头孢他啶抗感染，呋塞米联合小剂量多巴胺利尿减轻水肿，去乙酰毛花苷强心控制心室率，低分子量肝素钠 4 000U、2 次 /d 皮下注射抗凝，改善循环治疗，限制液体入量，前 3 天液体负平衡 1 000ml 左右，患者症状明显缓解，可平卧入睡，下肢水肿基本消失。之后加用比索洛尔 1.25mg、1 次 /d 改善远期预后，控制心室率，每日液体负平衡约 500ml。患者持续心房颤动，左心耳高回声结构，CHA$_2$DS$_2$-VASc 评分为 4 分，HAS-BLED 评分为 2 分，栓塞和出血风险均比较高，考虑风湿性心脏病心房颤动，患者心房失去收缩功能，心力衰竭、乳腺癌姑息术后，有效循环血量减少，高凝状态，最终左心耳血栓形成，建议口服抗凝药华法林或达比加群酯等抗凝治疗，建议考虑心脏换瓣及左心耳封堵术。患者家属商议后拒绝，症状好转出院。

最终诊断：风湿性心脏病；二尖瓣狭窄，三尖瓣关闭不全；左心耳血栓，心房颤动，心力衰竭，NYHA 心功能Ⅲ级；肺部感染；乳腺癌姑息术后。

预后及随访：患者最终选择药物保守治疗，后反复发作心力衰竭，2 年后因急性失代偿心力衰竭病逝。

讨论：风湿性心脏病是由链球菌引起的非化脓性炎症反应，风湿热反复发作对心脏瓣膜造成不可逆损害，常以二尖瓣狭窄为主，可伴不同程度的二尖瓣、三尖瓣、肺动脉瓣及主动脉瓣关闭不全，进而导致心房、心室增大，导致心房颤动，累及心脏功能。慢性心力衰竭是指持续存在的心力衰竭状态，可以稳定、恶化或失代偿，是各种病因所致心脏疾病的终末阶段，是一种复杂的临床综合征，主要特点是呼吸困难、水肿、乏力，但上述表现并非同时出现。一般均有代偿性心脏扩大或肥厚及其他代偿机制参与，常伴有静脉压增高导致的器官充血性病理改变，可有心房、心室附壁血栓和静脉血栓形成。患者为风湿性心脏病联合瓣膜病变、心力衰竭、NYHA 心功能Ⅲ级、乳腺癌姑息术后，处于慢性消耗状态，此次感染后心功能失代偿，慢性心力衰竭急性发作，出现肝大、颈静脉充盈、下肢水肿等右心衰竭症状，入院后予以控制感染、消除心力衰竭诱因、强心利尿抗凝、抗心律失常、纠正贫血、监测肾功能预防电解质紊乱等治疗。

（四）深静脉血栓形成致下肢肿胀

患者女性，56 岁。

主诉：左下肢肿胀、疼痛数天。

现病史：患者数天前无明显诱因出现左下肢肿胀、疼痛，伴皮温升高，伴头痛，休息后稍有缓解，活动后加重，不伴咳嗽、咳痰，无明显呼吸困难，不伴胸痛，数天来症状逐渐加重，门诊下肢深静脉彩超提示左侧下肢深静脉血栓形成（图 4-9），为求进一步诊治入院。

既往史：子宫切除病史，否认其他病史。

个人史：无吸烟、饮酒史，无过敏史。

家族史：否认有遗传疾病史，家族中无同病患者。

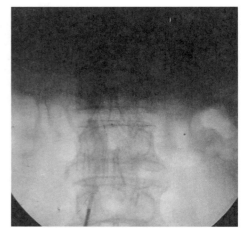

图 4-9 下肢深静脉彩超

体格检查：体温 36.6℃，脉搏 75 次 /min，呼吸 18 次 /min，血压 127/82mmHg。神志清，双肺呼吸音清，心律齐，腹软。左下肢皮温升高，皮肤变红，中度水肿，无色素沉着，双侧足背动脉搏动可。

辅助检查：急诊血气分析、生化全项、免疫八项、凝血功能正常，D- 二聚体 5 000μg/L。血常规显示白细胞计数 $11.37×10^9$/L，红细胞比容 30.7%，中性粒细胞 $77.5×10^9$/L，Hb 109g/L。肺动脉 CTA 未见异常。

入院诊断：下肢深静脉血栓形成；子宫切除术后。

诊治过程、临床分析与决策：患者入院后嘱其卧床休息和抬高患肢，给予抗凝、抗血小板、改善循环、调脂稳定斑块治疗。结合彩超，诊断为左侧下肢深静脉血栓形成，完善术前准备后，于导管室行下腔静脉可回收滤器置入术，术后安全返回病房，抗凝治疗后下肢水肿消失，带药出院。下肢静脉血栓形成导致水肿安置可回收滤器后抗凝治疗，防止应用华法林抗凝治疗后下肢静脉血栓脱落形成肺栓塞，危及生命。

最终诊断：下肢深静脉血栓形成；子宫切除术后。

预后及随访：患者未再发生水肿，预后良好。

讨论：深静脉血栓形成的三大因素是血液滞缓、静脉壁损伤（化学性、机械性、感染性）和血液高凝状态，左下肢血栓形成远远高于右下肢，特别是原发性髂 - 股静脉血栓形成。血管外科学认为左与右之比为（2～3）:1。临床观察对 600 余例下肢深静脉血栓患者治疗总结发现，左与右之比为（7～8）:1。其主要原因是左髂总静脉受到右髂总动脉跨越时的挤压。有时下肢深静脉血栓还可以向心性延伸至下腔静脉，甚至堵塞肾静脉引起肾衰竭，从而威胁生命。血栓部位可有压痛，沿血管可扪及索状物，血栓远侧肢体或全肢体肿胀，皮肤呈青紫色，皮温降低，足背动脉、胫后动脉搏动减弱或消失，或出现静脉性坏疽。血栓延伸至下腔静脉时，则双下肢、臀部、下腹部和外生殖器均明显水肿。血栓发生在小腿肌肉静脉丛时，Homans 征和 Neuhof 征阳性。后期血栓吸收机化，常遗留静脉功能不全，出现浅静脉曲张、色素沉着、溃疡、肿胀等，称为深静脉血栓形成后综合征，血栓脱落可致肺栓塞。下肢深静脉血栓形成一般不进行手术取栓,但对于广泛性髂股静脉血栓形成伴动脉血供障碍而肢体趋于坏疽者(股青肿),则常需手术取栓。

(五)布-加综合征致双下肢水肿

患者女性,48岁。

主诉:心前区不适伴双下肢水肿2个月。

现病史:患者2个月前无明显诱因出现心前区不适,具体不详,伴双下肢水肿,未诉头晕、黑矇,无明显胸痛及肩背部疼痛,经休息缓解不明显。就诊于我院,超声心动图考虑"布-加综合征",后上述症状反复发作,为求进一步诊治入院。

既往史:高血压病史10余年,口服"依那普利"治疗,血压控制可。结节性甲状腺肿病史1年,行甲状腺切除术后。脑梗死病史5年,未遗留言语及肢体活动障碍。

个人史:本地出生及长期居住,否认吸烟、嗜酒史,无工业毒物、粉尘、放射性物质接触史,无冶游史。

家族史:父亲及姐姐患高血压。家族中无同病患者。

体格检查:体温36.5℃,脉搏75次/min,呼吸19次/min,血压140/70mmHg。神志清,颈静脉充盈,双肺呼吸音清,心律齐,腹软,双下肢轻度凹陷性水肿。

辅助检查:甲状腺功能显示促甲状腺激素10.63μIU/ml,其余正常。免疫八项、凝血常规正常。血常规显示中性粒细胞计数$1.67×10^9$/L,白细胞计数$3.35×10^9$/L。胸部CT检查显示左肺下叶迂曲血管影(动静脉畸形可能),肝硬化,奇静脉及半奇静脉明显扩张。肝胆胰脾超声显示肝实质弥漫性病变,胆囊壁增厚。

入院诊断:布-加综合征;高血压;陈旧性脑梗死。

诊治过程、临床分析与决策:给予利尿减轻水肿、营养心肌、改善循环治疗。患者促甲状腺激素升高,补充诊断亚临床性甲状腺功能减退症,给予左甲状腺素钠25μg、1次/d,定期复查甲状腺功能。解除下腔静脉阻塞是解决水肿的核心,故给予介入治疗。完善术前准备后,于导管室行下腔静脉血管成形术,术后安全返回病房,下肢水肿消失,带药出院。

最终诊断:布-加综合征;高血压;陈旧性脑梗死;亚临床性甲状腺功能减退症。

预后及随访:早期介入治疗,可以解除梗阻,预后良好。肝静脉和下腔静脉阻塞的布-加综合征患者经介入治疗后,5年生存率达90%。约10%患者可再次发生狭窄,但经过再次介入治疗,其5年生存率仍可达到85%。约3.5%布-加综合征患者发生原发性肝癌。布-加综合征患者中1%~2%可发生肝静脉广泛性闭塞,5年生存率不到50%,预后较差。

讨论:布-加综合征是一种由各种原因所致肝静脉和/或其开口以上段下腔静脉阻塞性病变引起的肝后性门静脉高压症,常伴有下腔静脉阻塞综合征。阻塞可发生在自肝小叶输出静脉至肝段下腔静脉的任何部位,故有人称之为肝静脉阻塞综合征。具体分为肝静脉阻塞、下腔静脉阻塞及两者混合的三种类型,因而表现也不同。单纯肝静脉阻塞者,以门静脉高压症状为主,表现为肝、脾大,胃肠道淤血水肿,进而出现食欲减退、消化不良,甚至便血、呕血等,终末期有腹水、肝硬化、黄疸;下腔静脉阻塞则同时出现门静脉高压和下腔静脉阻塞综合征的临床表现,有双下肢水肿、静脉曲张、下肢经久不愈的溃疡。本例患者合并亚临床性甲状腺功能减退症,但其程度不足以解释临床症状,而行下腔静脉血管成形术解除下腔静脉梗阻后,患者水肿症状消失,证明布-加综合征是该患者水肿的病因。

（六）甲状腺功能减退症致下肢水肿

患者女性，67岁。

主诉： 间断头晕、黑矇10余年，双下肢水肿1个月。

现病史： 患者10余年前无明显诱因出现头晕、黑矇，稍有胸闷、乏力，无明显胸痛及肩背部疼痛，无明显呼吸困难，无咳痰及咯血，上述症状反复发作，自觉与劳累及情绪激动相关，就诊于当地医院，自诉诊断为"心动过缓"，具体不详，平素口服"茶碱缓释片、心宝丸"等药物。1个月前无明显诱因出现双下肢水肿，就诊于我院，查甲状腺功能提示甲状腺功能减退，血常规、生化全项未见明显异常，加用"左甲状腺素钠25μg、1次/d"治疗，仍有水肿，为求进一步治疗入院。

既往史： 心律失常，心动过缓病史20年。高血压病史10余年，收缩压最高达190mmHg，口服"硝苯地平缓释片、利血平"治疗，血压控制可。甲状腺功能亢进症病史30年，行甲状腺切除术后10年复发，先后口服"甲巯咪唑类"药物治疗，发现甲状腺功能减退20天。宫颈癌术后9年，无复发。

个人史： 长期吸烟史，4～5支/d。

家族史： 否认有遗传疾病史，家族中无同病患者。

体格检查： 体温36.5℃，脉搏46次/min，呼吸20次/min，血压150/90mmHg。神志清，颈静脉充盈，双肺呼吸音清，心律不齐，房颤律，腹软，双下肢轻度非凹陷性水肿。

辅助检查： BNP、D-二聚体、肌钙蛋白、免疫八项、凝血功能正常。粪便隐血弱阳性，后复查转阴性。血常规显示白细胞计数$3.33×10^9$/L，红细胞比容30.7%，Hb 103g/L。门诊查双下肢超声显示静脉正常，动脉硬化并斑块形成。全腹部+盆腔CT检查显示宫颈癌术后改变，无确切复发或转移征象，腹壁水肿，腹盆腔积液，心包积液。

入院诊断： 水肿原因待查，甲状腺功能亢进症；甲状腺功能减退症？心律失常；慢性心房颤动；心功能不全；高血压3级；宫颈癌术后。

诊治过程、临床分析与决策： 给予利尿减轻水肿、调整甲状腺功能治疗。完善超声心动图，显示左心房扩大，二尖瓣中量反流，右心扩大，肺动脉扩张，三尖瓣大量反流，主动脉瓣少量反流，左心功能未见明显异常。经食管超声心动图显示左心耳高回声结构，考虑血栓（图4-10）。24小时动态心电图显示慢速心房颤动伴长RR间歇，平均心室率43次/min，最慢心室率30次/min，最大心室率70次/min，大于2s的RR间歇72个。该患者同时存在心

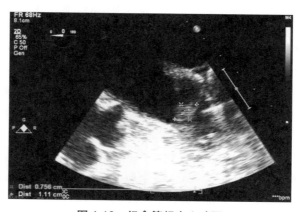

图4-10 经食管超声心动图

动过缓及甲状腺功能减退,水肿与甲状腺功能减退相关,但调整甲状腺功能后仍有持续而显著的心动过缓,故应用起搏治疗。完善术前准备后,于导管室行永久性人工心脏起搏器植入术治疗,术后 1 周启动华法林抗凝治疗。

最终诊断:心律失常,慢速心房颤动;左心耳血栓;心包积液,多浆膜腔积液;甲状腺功能亢进症;药物性甲状腺功能减退;高血压 3 级;宫颈癌术后。

讨论:患者有长期甲状腺功能亢进症病史,心功能未见明显异常,下肢水肿,腹壁水肿、腹盆腔积液,心包积液,多浆膜腔水肿考虑与药物性甲状腺功能减退相关,加用左甲状腺素钠片调整甲状腺功能后,水肿消失。但患者自诉甲状腺功能亢进时发现心动过缓、头晕、黑矇等症状 10 余年,心动过缓病史 10 余年,调整甲状腺功能后仍有持续而显著的心动过缓。24 小时动态心电图提示慢速心房颤动伴长 RR 间歇,平均心室率 43 次 /min,最慢心室率 30 次 /min,最大心室率 70 次 /min,考虑心动过缓引起头晕、黑矇等症状,给予永久起搏器治疗。

(七)肾病综合征致全身水肿

患者女性,53 岁。

主诉:全身水肿 2 年,再发加重 1 个月余。

现病史:患者 2 年前无明显诱因出现全身水肿,具体不详,症状间断加重。约 6 个月前患者腹泻后出现自发性腹膜炎,并发重症肠道及腹腔感染,考虑合并真菌性肠炎,其间合并急性肾损伤,考虑肾病综合征,积极药物治疗后好转出院,肾功能恢复。1 个月余前,患者无明显诱因再发双下肢水肿,较前加重,不伴皮疹,无发热,无明显腹痛、腹泻,大小便正常,为求进一步诊治入院。

既往史:高血压病史 10 余年,口服药物治疗,血压控制可。2 型糖尿病病史 10 余年,平素睡前应用"甘精胰岛素 20U 皮下注射,阿卡波糖口服"降糖治疗,血糖控制不佳。胸椎后路减压内固定术后 2 年,腰椎后路减压内固定术后 1 年。

体格检查:体温 36.5℃,脉搏 75 次 /min,呼吸 19 次 /min,血压 157/92mmHg。神志清,颈静脉充盈,双肺呼吸音清,心律齐,腹软,双下肢中度凹陷性水肿。

辅助检查:空腹血糖 7.0mmol/L,磷离子 1.54mmol/L,甘油三酯 2.86mmol/L,球蛋白 36.8g/L,免疫球蛋白 IgG 19.62g/L;尿蛋白(++),尿白细胞(+++),尿隐血(+),白细胞计数 $2.034×10^9$/L,24 小时尿蛋白定量 1.37g,尿量 1.4L,脑脊液蛋白 0.98g/L,自身抗体谱、血管炎性疾病筛查阴性,红细胞沉降率 47mm/h,免疫八项、凝血常规正常,血常规显示红细胞比容 34.8%,粪便隐血(-)。超声心动图显示左心房扩大,二尖瓣少量反流,肺动脉扩张,三尖瓣少量反流,左心室舒张功能减低,左心功能未见明显异常。双侧股动脉、腘动脉、胫后动脉及胫前动脉硬化并斑块形成。双肾超声显示双肾囊肿。胸部 CT 检查显示原心包积液、右侧胸腔少量积液、腹腔积液,现吸收,两肺少许条索,较前减少,胸椎术后改变。

入院诊断:水肿原因待查;2 型糖尿病;慢性肾脏病,肾病综合征;高血压 3 级;胸椎后路减压内固定术后。

诊治过程、临床分析与决策:患者 2 型糖尿病 10 余年,近 2 年长期蛋白尿,水肿考虑糖尿病肾病继发肾病综合征所致。给予优质蛋白饮食,硝苯地平缓释片控制血压,雷米普利减轻尿蛋白,头孢他啶抗感染,抗血小板、降糖、改善循环治疗,预防血栓及栓塞并发症,患者下肢水肿消失。

最终诊断:2 型糖尿病;慢性肾脏病 3 期;肾病综合征;高血压 3 级;胸椎后路减压内固定术后。

讨论:水肿病因不能忽视肾病综合征的诊断和治疗。肾病综合征是以肾小球基膜通透性增加等病变为主的,表现为大量蛋白尿、低蛋白血症、高度水肿、高脂血症的一组临床综合征,分为原发性、继发性和遗传性三大类。原发性肾病综合征属于原发性肾小球疾病,有多种病理类型,包括微小病变型肾病、膜性肾病、系膜增生性肾小球肾炎、局灶性节段性肾小球硬化、系膜毛细血管性肾小球肾炎等。继发性肾病综合征可由多种病因引起,包括系统性红斑狼疮肾炎、过敏性紫癜肾炎、乙型肝炎病毒相关性肾炎、糖尿病肾病、肾淀粉样变性、骨髓瘤性肾炎、淋巴瘤或其他肿瘤性肾病。

(八)药物性水肿——尼群地平致下肢水肿

患者女性,69 岁。

主诉:间断心悸、胸闷 15 天。

现病史:患者 15 天前无明显诱因出现心悸、胸闷,发作时有心脏停搏感,自测心率快,最快约 90 次 /min,活动后加重,静卧休息后可逐渐缓解,每天发作 3～6 次不等,间断自服普萘洛尔、倍他乐克,上述症状无好转,为求进一步诊治入院。发病以来,患者无发热、寒战、咳嗽,无头痛、头晕、恶心、呕吐,无胸痛及放射痛。

既往史:高血压病史 30 余年,血压最高达 160/100mmHg,口服倍他乐克控制血压;甲状腺功能亢进症病史 30 余年,已治愈。否认糖尿病、冠心病、脑血管疾病病史。

个人史:否认吸烟、嗜酒史,无工业毒物、粉尘、放射性物质接触史,无冶游史。

家族史:否认有遗传疾病史,家族中无同病患者。

体格检查:体温 36.5℃,脉搏 86 次 /min,呼吸 20 次 /min,血压 160/90mmHg。双肺呼吸音清晰,未闻及干、湿啰音。心律不齐,偶有期前收缩,各瓣膜听诊区未闻及病理性杂音及心包摩擦音。腹软,肝、脾肋下未触及,肠鸣音无亢进。双下肢无水肿。

辅助检查:血、尿常规未见明显异常。心电图显示频发期前收缩。24 小时动态心电图显示平均心室率 68 次 /min,室性期前收缩 1 449 个,1 阵室性三联律,室上性期前收缩 21 个,1 阵室上性心动过速。胸部 CT 检查显示左肺钙化灶,右肺中叶小结节。超声心动图显示主动脉硬化,主动脉瓣钙化,二尖瓣、三尖瓣、主动脉瓣轻度钙化,EF 64%,左心室舒张功能减低。

入院诊断:心律失常,室性期前收缩;高血压 2 级。

诊治过程、临床分析与决策:完善相关检查,给予美西律纠正心律失常,阿司匹林抗血小板,门冬氨酸钾镁营养心肌,刺五加注射液改善循环。患者血压控制不佳,给予尼群地平 20mg、2 次 /d。3 天后患者出现踝部水肿,考虑系尼群地平所致,改为缬沙坦联合吲达帕胺抗高血压,患者血压控制良好。药物性水肿是不可忽视的水肿病因。

最终诊断:心律失常,室性期前收缩;高血压 2 级;药物性水肿。

讨论:该病例系老年女性,用尼群地平后出现踝部水肿,停用后水肿消失,尼群地平属于二氢吡啶类钙通道阻滞剂,这是说明书中提及的少见不良反应。钙通道阻滞剂可以选择性抑制钙离子经细胞膜上的钙通道进入细胞内，具有扩血管和负性肌力作用，松弛血管平滑肌，降低血压。二氢吡啶类如一代硝苯地平，二代硝苯地平缓释片、非洛地平，三代氨氯地平、拉西地平，四代西尼地平的不良反应：颜面潮红、热感、眩晕、头重感、心悸、低血压、水肿、便秘和牙龈增生。往往长效药物引起不良反应小。水肿往往集中在服药后的第 1~4 天发生，多数患者可自行耐受，女性比男性常见，机制不明，可能是药物使血管扩张、血液再分配所致，与血管致密性差有关。也有研究认为，患者出现的外周组织水肿主要发生在踝部，其次也可能会发生在手肘等上肢部位，原因与长时间不运动有关。钙通道阻滞剂选择性扩张小动脉和毛细血管前括约肌，毛细血管网的静水压增高，血管扩张引起血液再分配，水分渗入组织间隙形成肢体末端水肿。

（九）药物性水肿——赖诺普利致双下肢水肿

患者女性，48 岁。

主诉：双下肢水肿 10 天。

现病史：患者 10 天前开始出现双下肢水肿，伴坠胀、麻木感，无发热、下肢疼痛，无夜尿增多，无呼吸困难，无胸闷、心悸、四肢乏力等，食欲可，大小便正常。

既往史：高血压病史 1 个月余，血压最高达 160/94mmHg，口服赖诺普利控制血压。否认糖尿病、冠心病、脑血管疾病病史。

个人史：否认吸烟、嗜酒史，无工业毒物、粉尘、放射性物质接触史，无冶游史，预防接种史不详。

家族史：高血压家族史，父母及哥哥均患高血压。

体格检查：体温 37℃，脉搏 75 次 /min，呼吸 18 次 /min，血压 140/80mmHg。无眼睑及颜面部水肿，颈软，无抵抗。双肺呼吸音清，未闻及干、湿啰音。心律齐，各瓣膜听诊区未闻及病理性杂音及心包摩擦音。腹软，肝、脾肋下未触及，肠鸣音无亢进。双下肢自膝以下轻度凹陷性水肿，双踝关节为甚。

辅助检查：血、尿常规未见明显异常，心电图未见明显异常。

入院诊断：高血压 2 级；药物性水肿？

诊疗过程、临床分析及决策：追问病史，1 个月前患者曾因反复头晕不适多次测量血压确诊为高血压，予以赖诺普利 10mg、3 次 /d 控制血压，考虑水肿系赖诺普利所致，停药后 3 天水肿消退，后改为缬沙坦 80mg、1 次 /d 控制血压。此患者病史单纯，再次提醒我们药物性水肿不可忽视。

最终诊断：高血压 2 级；药物性水肿。

讨论：该病例系中年女性，基础病少，病史简单，容易考虑到药物性水肿，对于病史复杂的老年患者，需详细询问用药史，警惕药物性水肿。赖诺普利通过抑制肾素 - 血管紧张素 - 醛固酮系统降低血压，大多不良反应是缓和而暂时的，最常见的不良反应有眩晕、头晕、头痛、咳嗽、恶心、腹泻、心悸、胸闷、乏力、低血压、皮疹、血管神经性水肿、血钾升高，罕见血尿素氮或肌酐升高，一般不需特殊处理，停药后症状便会消失。

（十）结缔组织病致水肿

患者女性，40 岁。

主诉：间断胸闷、心悸、下肢水肿20余年。

现病史：患者20年前无明显诱因出现胸闷、腹胀不适，具体不详，伴双下肢水肿，未诉头晕、黑矇，无明显胸痛及肩背部疼痛，经休息缓解不明显，就诊于我院，考虑胸闷待查"心肌炎？心功能不全"，彩超考虑肝脾大，对症治疗后腹胀及双下肢水肿好转，但仍觉胸闷，伴心悸，出现前胸及后背疼痛，偶有头晕，无明显咳嗽、咳痰及咯血，无发热、盗汗。2012年5月就诊于北京某医院，行超声心动图及结核菌素（purified protein derivative of tuberculin，PPD）试验（+++），胸部CT检查提示右肺上叶水平裂结节、心包钙化，考虑诊断"结核性缩窄性心包炎"，给予强心、利尿、四联抗结核治疗，上述症状稍有好转。2012年10月为行心包剥脱术再次就诊于北京某医院，混合淋巴细胞培养+γ干扰素测定阴性，抗结核分枝杆菌IgM抗体阳性，抗结核分枝杆菌IgG抗体阴性，考虑结核分枝杆菌感染可能性小于5%，考虑结缔组织病引起缩窄性心包炎可能性大，2012年10月30日测肘静脉压17cm水柱，股静脉压22.5cm水柱。后上述症状反复发作，就诊于北京协和医院，行心包剥脱术后，患者仍反复心悸，静息及活动均有发作，心电图提示阵发心房颤动、心房扑动，2015年11月于北京协和医院行射频消融术，给予"胺碘酮"口服，术后仍有间断心房颤动，劳累后双下肢轻度水肿，为求进一步诊治入院。

既往史：血白细胞减少病史5年余，间断应用"重组人粒细胞集落刺激因子注射液"，口服"利可君、羟氯喹"治疗。脾功能亢进病史3年。

体格检查：体温36.8℃，脉搏81次/min，呼吸20次/min，血压110/70mmHg。神志清，颈静脉充盈，双肺呼吸音清，心律齐，腹软，双下肢轻度凹陷性水肿。

辅助检查：甲状腺功能检查显示促甲状腺激素10.63μIU/ml，其余正常；免疫八项、凝血常规正常。血常规显示中性粒细胞计数$1.67×10^9$/L，白细胞计数$3.35×10^9$/L。胸部CT检查显示左肺下叶迂曲血管影（动静脉畸形可能），肝硬化，奇静脉及半奇静脉明显扩张。肝胆胰脾超声显示肝实质弥漫性病变，胆囊壁增厚。

入院诊断：缩窄性心包炎，心包剥脱术后；心律失常，阵发性心房颤动，射频消融术后；二尖瓣前叶脱垂，二尖瓣中度关闭不全；结缔组织病；血白细胞减少。

诊治过程、临床分析与决策：此患者病史复杂，考虑水肿可能与缩窄性心包炎静脉压升高相关，进而出现阵发性心房颤动及二尖瓣中度关闭不全，奇静脉及半奇静脉明显扩张，肝实质弥漫性病变，考虑结缔组织病为水肿病因。给予静脉应用利尿剂托拉塞米利尿减轻水肿、营养心肌、改善循环治疗，下肢水肿消失带药出院。

最终诊断：缩窄性心包炎，心包剥脱术后；心律失常，阵发性心房颤动，射频消融术后；二尖瓣前叶脱垂，二尖瓣中度关闭不全；结缔组织病；血白细胞减少。

预后及随访：患者发病以来水肿症状控制可，此例患者预后较好。

讨论：结缔组织病泛指结缔组织受累的疾病，包括红斑狼疮、类风湿关节炎、硬皮病、皮肌炎、结节性多动脉炎、韦格纳肉芽肿病、巨细胞动脉炎及干燥综合征等。美国风湿病学会1982年修订的风湿病分类中，结缔组织病还可包括变应性血管炎、贝赫切特综合征、结节性发热性非化脓性脂膜炎等。结缔组织病具有某些临床、病理学及免疫学方面的共同特征，如多系统受累（即皮肤、关节、肌肉、心、肾、造血系统、中枢神经等可同时受累），病程长，病情复杂，一般以对症治疗和控制病情发展为主。

参 考 文 献

[1] MUSHLIN S B，GREENE H L. 临床决策［M］. 3 版. 陆伟，李萍，译. 北京：北京大学医学出版社，
2014.

[2] 陈文彬，潘祥林. 诊断学［M］. 7 版. 北京：人民卫生出版社，2012.

[3] 胡大一. 心血管内科学高级教程［M］. 北京：人民军医出版社，2013.

（郑　楠　付金国）

定义

晕厥是指一过性全脑血液低灌注导致的短暂性意识丧失（transient loss of consciousness，T-LOC），意识丧失的特点为突然性、短暂性、自限性、无须干预、完全恢复，原因是脑供血不足，通常由体循环血压骤然下降导致，少见原因是低氧血症。

发病机制与常见病因

晕厥发病的基本机制为短暂的大脑低灌注。大脑的灌注压很大程度上取决于体循环的动脉压，任何使心排血量或总外周血管阻力降低的因素都能使体循环动脉压和脑灌注压降低。心排血量降低的主要原因是静脉充盈，过多的血液储存在机体的外周部位，心动过缓、心动过速或瓣膜病变也会引起心排血量降低。在外周血管阻力方面，广泛和过度的血管扩张在降低动脉压方面起了重要作用。脑的低灌注也可以由脑血管阻力异常增高引起。

（一）神经介导的反射性晕厥

由于掌控循环的神经系统对于不恰当刺激因子的过度反射，引起血管扩张和心动过缓，导致动脉血压和全脑灌注降低，引起昏厥。

1. 血管迷走性晕厥　血管迷走性晕厥为最常见的晕厥类型。情绪、直立体位可诱发，发作前常伴随自主神经激活的症状（如大汗、面色苍白、恶心等）。根据血压和心率，可分为 3 个类型：①血管抑制型，以血压下降为主；②心脏抑制型，以心率明显减慢或停搏为主；③混合型，既有血压下降，又同时伴有明显的心率减慢。

2. 情境性晕厥　与一些特殊情境相关，如咳嗽、喷嚏、胃肠道刺激、排尿、运动后等。

3. 颈动脉窦综合征　由颈动脉窦受压导致的晕厥，可通过按摩颈动脉窦确诊。

4. 不典型晕厥　多数没有明确的触发因素，诊断主要基于除外已知晕厥的病因和直立倾斜试验的可重复性。

（二）直立性低血压性晕厥

定义为站立位 3 分钟内收缩压下降>20mmHg 或舒张压下降>10mmHg，可以是神经介导性晕厥的触发因素。突然站立时，重力的作用导致血容量重新分布，回心血量减少，心脏舒张末期充盈量减少，心输出量急剧减少，由于自主神经功能障碍不能马上做出对抗血液回流减少的反应,出现血压降低。如果血压降低明显,影响大脑灌注压时,可出现晕厥。

1. 低容量性低血压性晕厥 体液丢失、腹泻、呕吐等。

2. 药物诱发低血压性晕厥 酒精、利尿剂、血管活性药物、β受体阻滞剂等。

3. 原发性自主神经失调 单纯自主神经调节失常、多系统萎缩、伴有自主神经功能障碍的帕金森病等。

4. 继发性自主神经失调 如糖尿病性神经病变、淀粉样变性神经病变、脊神经节受损等。

(三)心源性晕厥(心血管源性)

心源性晕厥(心血管源性)是由于心输出量突然降低引起脑缺血而诱发的晕厥,后果较严重,甚至会造成死亡。

1. 心律失常性晕厥 心律失常为最常见的心源性晕厥的病因,心律失常诱发血流动力学不稳定,导致心排血量和脑血流量明显降低。

(1)心动过缓:包括窦房结功能障碍、房室传导系统疾病、植入性器械功能障碍等。窦房结功能障碍通常表现为窦房结自主功能异常或窦房传导异常,这种情况下,窦性停搏或窦房传导阻滞导致长间歇可致晕厥。房室传导阻滞者心脏节律依赖低位起搏点起搏或逸搏,这些起搏点开始起搏时间较晚,容易发生晕厥。对于植入性器械患者来说,导致晕厥可能的原因是电池耗竭、导线故障、导线移位,应教育患者定期检测。

(2)心动过速:包括室上性心动过速(心房颤动等)和室性心动过速(包括原发性心脏病、继发器质性心脏病、离子通道疾病等)。

(3)药物引起的心动过缓或心动过速:如钙通道阻滞剂、β受体阻滞剂、胺碘酮、地高辛等。

2. 器质性心脏病所致晕厥 分为心脏性和血管性。

(1)心脏性:心脏瓣膜病、假体瓣膜血栓、心房黏液瘤、心肌梗死造成的泵功能障碍或肥厚型心肌病造成的心室流出道梗阻、心脏压塞、冠状动脉先天畸形、发绀型先天性心脏病。

(2)血管性:肺栓塞、肺动脉高压、主动脉夹层、腹主动脉瘤破裂、锁骨下动脉盗血综合征。

问诊要点

1. 晕厥前患者所处环境 ①体位:平卧、坐位或站立;②活动情况:休息中、改变体位、运动中、运动后、排尿中或排尿后即刻、咳嗽、吞咽、颈部转动等;③易感因素:如拥挤或闷热的环境、持续站立等,恐惧或疼痛。

2. 晕厥前伴随症状 有无恶心、呕吐、腹部不适、发冷、出汗、颈部或肩部疼痛、视觉模糊等。

3. 晕厥发作时的情况 包括跌倒方式、皮肤颜色(苍白、青紫)、意识丧失的持续时间、呼吸方式、肢体运动(有无强直、阵挛等)及其持续时间,有无咬伤、摔伤。

4. 晕厥发作结束后的情况 有无恶心、呕吐、出汗、发冷、视物模糊、肌肉疼痛、胸痛、心悸、大小便失禁等,皮肤颜色、受伤情况。

5. 既往史及用药史 有无猝死、晕厥家族史,既往心脏病史、神经系统病史、代谢性疾病史,既往药物服用史(抗高血压、抗心绞痛、抗抑郁、抗心律失常、利尿药等)。

 诊断与鉴别诊断

(一)诊断

晕厥的诊断,病史和体格检查非常重要。一定要详细询问病史,如有可能,病史最好由患者本人和目击者提供。晕厥前的诱因对诊断有一定帮助,如用力后发生晕厥,多见于主动脉瓣狭窄、肥厚型心肌病、肺动脉高压;体位改变后发生晕厥,多为直立性低血压;因看到血液、疼痛等应激源,或情感压力、乏力、持续站立,或恶心、呕吐、咳嗽、排尿、排便、吞咽后发生晕厥,多为神经介导的反射性晕厥;扭头或刮胡子时发生晕厥,多为颈动脉窦综合征;臂部锻炼发生晕厥,多为锁骨下动脉盗血综合征。晕厥的前驱症状如出汗、恶心、视力模糊持续的时间对诊断也有帮助,如心源性小于 5 秒,血管迷走神经性大于 5 秒。同时要详细了解患者家族史,特别是心肌病、心源性猝死家族史。诊断不明确者,进行相关的体格检查如直立倾斜试验、颈动脉窦刺激试验、压力感受器敏感性测定,辅助检查如心电图、动态心电图、超声心动图、头颅 CT、血管超声等。

1. 神经介导的反射性晕厥 ①血管迷走性晕厥:由情绪紧张或长时间站立诱发,并可有出汗、面色苍白、恶心或呕吐等,通常无心脏疾病史;②情境性晕厥:发生于一些特定的触发因素之后,如咳嗽、排尿、排便、运动之后;③颈动脉窦综合征:晕厥在扭头、刮胡子,或者衣领过紧时出现应考虑,颈动脉窦晕厥可由颈动脉窦按压引出,可用阿托品终止,临床表现结合颈动脉窦高反应性,同时除外其他原因可诊断。

2. 直立性低血压性晕厥 ①低容量性:晕厥常继发于出血、腹泻、呕吐等;②药物诱发:晕厥常发生在应用利尿剂、血管活性药物和抗高血压药等,尤其在开始应用或调整抗高血压药物剂量之后;③原发性自主神经失调:多存在单纯自主神经调节失常、多系统萎缩、伴有自主神经功能障碍的帕金森病等;④继发性自主神经失调:继发性因素包括糖尿病性神经病变、淀粉样变性神经病变、脊髓肿瘤及多系统硬化。

3. 心源性晕厥 ①心动过缓型,心电图通常有以下表现:清醒状态下持续性窦性心动过缓,心率<40 次/min,或反复性窦房传导阻滞或窦性停搏≥3 秒;莫式二度Ⅱ型或三度房室传导阻滞;交替性左束支和右束支传导阻滞。②心动过速型,心电图通常有以下表现:室性心动过速或阵发性室上性心动过速,非持续性多形性室性心动过速,长 QT 或短 QT 间期综合征。③器质性心肺疾病型,常见于伴有重度主动脉狭窄、肺动脉高压、肺栓塞、急性主动脉夹层、急性心肌梗死或心房黏液瘤等。

(二)鉴别诊断

T-LOC 包括各种机制导致的以自限性意识丧失为特征的所有临床疾病,晕厥是 T-LOC 的一种形式,其特点为发生迅速、短暂、有自限性、能够完全恢复。所以,鉴别诊断中首先需要排除无意识丧失的类似晕厥的疾病,如跌倒发作、心理性假性晕厥及颈动脉系统缺血。其次,排除伴有部分或完全意识丧失而没有脑血管低灌注的疾病,如低血糖、低氧血症、伴有低碳酸血症的过度通气和中毒。另外，通过详细询问病史、体格检查及心电图，对患者进行评估，对于确定为 T-LOC 的患者，在除外创伤性因素后，重点鉴别癫痫与晕厥。癫痫也可出现 T-LOC，但癫痫发作时抽搐、痉挛时间较长，通常与意识丧失同时出现，伴咬舌、面部发绀等，癫痫事件发作后意识模糊时间长，伴肌肉疼痛（图 5-1）。

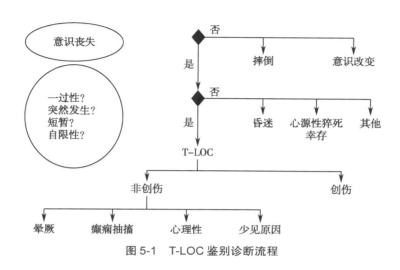

图 5-1　T-LOC 鉴别诊断流程

高危因素

晕厥的高危因素包括：①严重的结构性心脏病或冠心病（心力衰竭、射血分数低、陈旧性心肌梗死）；②心电图检查提示心律失常（室性心动过速、双束支传导阻滞、心率<50 次 /min、窦房传导阻滞、预激综合征、长 QT 间期）；③严重的并发症（重度贫血、电解质紊乱、呼吸困难）；④缺乏前驱症状的晕厥、卧位时晕厥、应激时晕厥；⑤年龄>65 岁。

诊疗流程

（一）诊断流程（图 5-2）

（二）治疗

1. 神经介导的反射性晕厥　首先，告诉患者这是一种相对良性的疾病，并使其了解这一疾病，避免诱因。难以预测或频繁发作者，考虑物理治疗（如物理反压动作或倾斜训练等）、药物治疗（但效果均欠佳）。

2. 直立性低血压性晕厥　避免应用引起直立性低血压的药物，对重力导致的下肢静脉淤血者可以使用腹带和弹力袜。另外，有慢性自主神经功能衰竭的患者应用米多君的疗效较好。

3. 心源性晕厥　①心律失常：如为窦房结功能异常或房室传导系统疾病，在除外药物所致后，可行起搏器植入术；如为室上性或室性心动过速等快速性心律失常所致，可考虑药物基础上行射频消融术或 ICD 植入术。②器质性心肺疾病：积极治疗基础疾病，必要时考虑行器械植入改善病情。

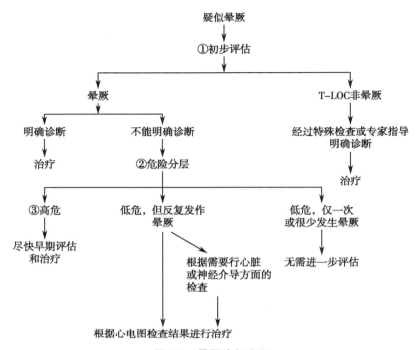

图 5-2   晕厥诊断流程

①对于疑似晕厥的患者需要初步评估，有必要时需要再评估。初步评估应明确以下 3 个关键问题：是否为晕厥发作，是否可确定晕厥的病因，是否有证据表明患者为心血管疾病高危患者。通过初步评估，23%～50% 晕厥患者可明确病因。②可能需要实验室检查。③短期发生严重事件的风险。

📋 典型病例

（一）血管迷走性晕厥

患者女性,66 岁。

主诉: 晕厥 1 次。

现病史: 患者于就诊当日行走时自觉全身不适,自述全身发热,伴出汗,头晕,跌倒在地,同伴描述晕厥共持续 10 秒左右,无抽搐,无双眼上吊,无大小便失禁,醒后意识无明显改变。

既往史: 既往体健,近日无药物服用史。

个人史: 已绝经。

家族史: 家族中无心源性猝死病史。

体格检查: 神清语利,无颈静脉怒张。血压 110/75mmHg,心率 67 次 /min,由卧位变为直立位时血压、心率无明显变化,心律齐,未闻及杂音。腹软,肝、脾肋下未触及。双下肢无水肿。

辅助检查：心电图未见明显异常。头颅 CT 未见异常（图 5-3）。头颈部 CTA 显示两侧颈内动脉（internal carotid artery，ICA）虹吸部管壁钙化斑块，管腔轻度狭窄，右大脑后动脉（right posterior cerebral artery，RPCA）P3 段起始部管腔轻度狭窄（图 5-4）。超声心动图显示左心房轻度扩大，余未见异常。

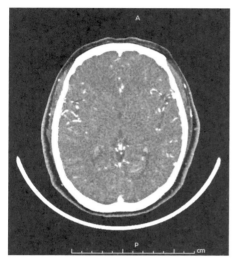

图 5-3　头颅 CT

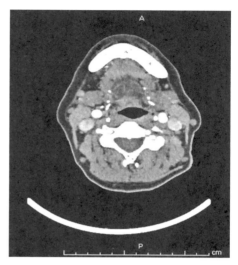

图 5-4　头颈部 CTA

入院诊断：晕厥原因待查。

诊治过程：患者入院查心电图、头部 CT、头颈部 CTA 均未见明显异常，超声心动图提示左心房轻度扩大，未见其余结构及功能异常。D-二聚体、血气分析结果阴性，直立倾斜试验阳性，考虑为"血管迷走性晕厥"。向患者及其家属宣教血管迷走性晕厥的相关知识，嘱患者避免长时间站立，在天气炎热、饥饿、恐惧等情况下做好预防工作。一旦出现前驱症状立即平卧，并通过四肢收缩提高血压。患者病情好转出院。

临床分析与决策：患者在晕厥之前有前驱症状，表现为全身不适、大汗，而且患者体格检查、心电图均正常，超声心动图除外了肥厚型心肌病的可能，目前考虑血管迷走性晕厥的可能性大。

最终诊断：血管迷走性晕厥。

讨论：血管迷走性晕厥是较常见的一种晕厥类型，发作之前常伴随自主神经激活的表现，如大汗、面色苍白、恶心等，预后较好，但易复发，目前仍缺乏特效的治疗方法和药物。对于部分没有前驱症状，经常突然出现晕厥摔倒的高危人群，尤其是反复发生外伤或经常暴露在易受伤的环境中的人，预防性治疗是需要的，例如避免诱发因素以及血容量不足，减少慢性扩血管药物的应用，适度运动、增加盐分和电解质摄入也是有益的。治疗的目标是要减少严重晕厥事件发生的频率及减少外伤。

（二）梗阻性肥厚型心肌病致晕厥

患者女性，49 岁。

主诉：间断胸闷、心悸 10 年，加重伴晕厥 6 小时。

现病史：患者 10 年前行走约 200m 出现胸闷、心悸，持续数分钟，休息后可缓解，曾就诊于北京某医院，诊断为"梗阻性肥厚型心肌病，心房颤动"，此后长期规律服药，胸闷、心悸症状仍间断出现。此次入院前 6 小时在搬东西过程中再次出现胸闷、心悸，随后出现头晕，意识丧失，持续约 1 分钟后意识恢复，急来就诊。

既往史：否认其他疾病史。

个人史：已绝经。

家族史：家族中无同类疾病患者。

体格检查：血压 87/56mmHg。神志清。双肺呼吸音粗，未闻及干、湿啰音。心率 40 次/min，律齐，胸骨左缘第三肋和第四肋间可闻及收缩期杂音。腹软，无压痛，肝、脾肋下未触及。双下肢无水肿。

辅助检查：心电图显示房颤律，三度房室传导阻滞，心室率 39 次/min（图 5-5）。超声心动图显示左心房扩大，室间隔明显增厚（最厚处为 32mm）（图 5-6）。

入院诊断：梗阻性肥厚型心肌病；心房颤动；三度房室传导阻滞。

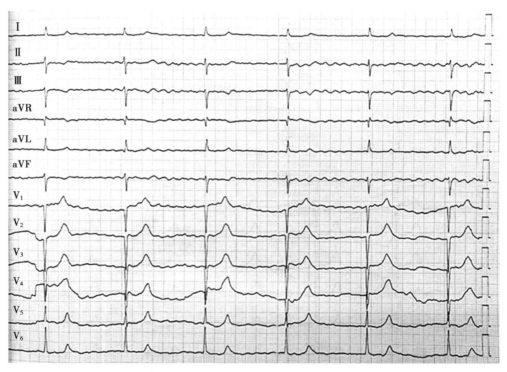

图 5-5 心电图

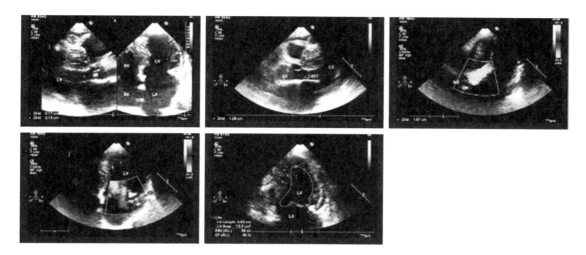

M型及二维超声/mm			多普勒超声			
	瓣结构	正常	项目	时相	流速/（cm·s⁻¹）	压差/mmHg
主动脉	瓣开放幅度		二尖瓣	收缩期		
	瓣环内径	20		舒张期	105	
	窦部前后径	30	三尖瓣	收缩期		
	升主动脉径	29.5		舒张期	63	
	弓降部		主动脉瓣	收缩期	150	
左心房	前后径	42		舒张期		
	房间隔延续	正常	肺动脉瓣	收缩期	110	
左心室	室间隔厚度			舒张期		
	运动与后壁	反向	房水平			
	室间隔延续	正常	室水平			
	舒张末期前后径	43.7	动脉水平			
	后壁厚度		左心室功能测定			
	心包	正常	舒张末期容积		69ml	
右心室前后径			收缩末期容积		26ml	
主肺动脉径		20	心输出量			
右肺动脉径			每搏量		43ml	
左肺动脉径			射血分数（EF）		62%	
肺动脉瓣结构		正常				
二尖瓣结构		正常				
三尖瓣结构		正常				

图 5-6　超声心动图

心脏方位正常，左心房增大，余各房室腔径线均在正常范围之内，升主动脉及主肺动脉不宽，室间隔至心尖部均显示明显增厚，该部心肌回声增强，光点粗大纹理紊乱，基底部厚约 27mm，中部厚约 32mm，近心尖部厚约 29mm，左室流出道最宽处宽约 18mm，未见明显缩窄，未见明显节段性室壁运动异常。各瓣膜结构及活动未见异常，房室间隔回声连续，心包腔内未见异常回声。

彩色多普勒及 Doppler 探测：左室流出道血流速未见明显增高，最大流速 V_{max} 120cm/s，二尖瓣舒张期血流频谱 A 峰>E 峰，收缩期可见轻度反流，束长 3.3cm，宽 2.0cm，余心内及大血管血流未见明显异常。

　　诊治过程：患者入院后给予积极补液，入院当晚立即给予临时起搏器植入保证心律，同时加用 β 受体阻滞剂减轻梗阻，并择期于导管室内行永久性人工心脏起搏器植入术。术后心电图为起搏心律并心房颤动（图 5-7），并逐渐加大 β 受体阻滞剂用量，患者在院期间未再出现心悸、晕厥。

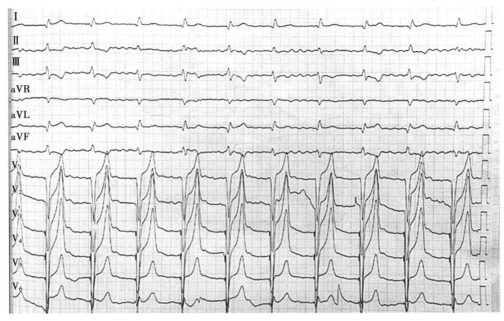

图 5-7 术后心电图

临床分析与决策：患者 10 年前诊断为梗阻性肥厚型心肌病、心房颤动，入院时查体血压偏低，胸骨左缘第三肋和第四肋间可闻及收缩期杂音，查超声心动图符合梗阻性肥厚型心肌病临床诊断。听诊心率较慢，查心电图提示房颤律、三度房室传导阻滞，考虑晕厥与左室流出道梗阻及三度房室传导阻滞相关。

最终诊断：梗阻性肥厚型心肌病；心律失常；三度房室传导阻滞；心房颤动。

预后及随访：患者出院后未再出现晕厥，目前一般体力活动可耐受，无胸闷、心悸。

讨论：肥厚型心肌病是最常见的遗传性心血管疾病，特征为心室肌肥厚，典型者在左心室，以室间隔为甚，左心室腔容积正常或减小，通常为常染色体显性遗传，最常见的死亡原因是心源性猝死。目前，成人肥厚型心肌病的诊断标准为左心室舒张期一处或多处室壁厚度≥15mm，不考虑年龄、性别和体表面积。本例患者查超声心动图提示室间隔中部最厚处约32mm，听诊可闻及杂音，考虑存在梗阻，影响血流动力学，随时可能发生猝死。植入单腔起搏器即可以解决心率慢的问题，同时使得左右心室不同步，并应用大剂量β受体阻滞剂减轻心肌收缩力，进而减轻左室流出道的梗阻，改善远期预后。

（三）心动过缓致晕厥

患者女性，69 岁。

主诉：3 个月内间断头晕、晕厥 3 次。

现病史：患者 3 个月前间断出现头晕，无视物旋转，伴气短、乏力，无心悸、胸痛，数分钟可缓解。其间曾发作 3 次晕厥，家属诉 4～6 秒可自行缓解，无大小便失禁，自诉与活动不相关。曾于第 2 次晕厥时就诊于当地医院，自诉查心电图显示"心率偏慢，50～60 次/min"，给予药物治疗效果不佳。患者回家后再次发作晕厥 1 次，晕厥前无头晕，无心悸、出汗等症状，为求进一步诊治入院。

既往史：自诉风湿性关节炎病史 40 余年，否认高血压、糖尿病、冠心病病史。

个人史：已绝经，无特殊。

家族史：家族中无心源性猝死病史。

体格检查：血压 150/65mmHg。神志清，语利，颈静脉无怒张。心率 37 次 /min，律齐，心音低钝，可闻及大炮音，未闻及杂音。腹软，肝、脾肋下未触及。双下肢无水肿。

辅助检查：心电图显示窦性心律，三度房室传导阻滞，心室率 37 次 /min（图 5-8）。超声心动图显示左心房扩大，二尖瓣、三尖瓣少量反流，主动脉瓣少量反流。24 小时动态心电图显示窦性心律，平均心室率 35 次 /min，最慢心室率 30 次 /min，最快心室率 76 次 /min，大于 2 秒长间歇 125 次，最长间期 3.6 秒。

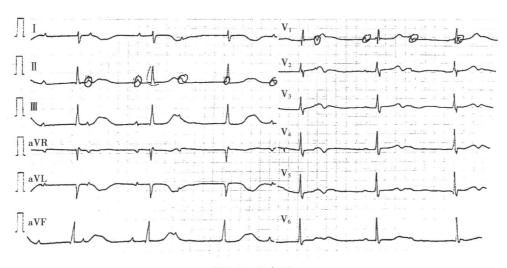

图 5-8　心电图

入院诊断：心律失常，三度房室传导阻滞。

诊治过程：结合患者听诊、心电图、动态心电图，三度房室传导阻滞诊断明确，且心室率很慢，符合永久性人工心脏起搏器植入术 I 类适应证，给予患者植入永久性双腔人工心脏起搏器，术后心率 60 次 /min，未出现晕厥，症状好转后出院。

临床分析与决策：患者在晕厥之前无前驱症状，无心悸，但平日时有头晕。患者曾就诊于当地医院，自诉当时未发现房室传导阻滞，但就诊于我院时听诊心率很慢，心音低钝，可闻及大炮音，查心电图及 24 小时动态心电图提示窦性心律、三度房室传导阻滞，虽然未捕捉到晕厥当时的心电图，但已诊断明确为三度房室传导阻滞，同时患者发作过 3 次晕厥，考虑晕厥与心脏停搏有关。

最终诊断：心律失常，三度房室传导阻滞。

预后及随访：术后未再出现晕厥，起搏器程控提示功能良好。

讨论：导致晕厥的原因很多，而心率缓慢造成的晕厥比较多见。一旦发现患者心电图中心率偏慢、窦房结或房室结传导异常时，应尽早查 24 小时动态心电图，进一步除外传导阻滞的情况。三度房室传导阻滞是一种严重而又危险的心律失常，必须及时积极处理。一方面积极寻找病因,针对病因治疗,如及时控制各种感染性疾病,纠正电解质紊乱,治疗洋地黄药物中毒、心肌炎、心肌病等原发病;另一方面针对房室传导阻滞进行治疗。如未找到明确病因,则可植入永久性人工心脏起搏器以改善患者症状和远期预后。

(四)急性肺动脉栓塞致晕厥

患者女性,76 岁。

主诉:间断胸闷 15 天,晕厥 2 次。

现病史:患者 15 天前活动时出现胸闷,无心悸、胸痛,休息数分钟可缓解,发作次数频繁。曾就诊于当地诊所,考虑为"冠心病、不稳定型心绞痛,高血压",嘱其院外服用"阿司匹林肠溶片、硝酸异山梨酯片、马来酸依那普利",此后上述症状仍间断。曾于大便后站起时突发黑矇、晕厥 1 次,急就诊于当地某医院,查心电图未见明显异常,考虑为"直立性低血压"导致晕厥,嘱其院外继续服用抗血小板聚集、扩张冠状动脉、抗高血压等药物治疗,并叮嘱患者注意调节情绪,改变体位时动作缓慢。患者出院后 3 天再次出现晕厥,伴大小便失禁,无抽搐,无心悸、胸痛、出汗等症状,5～10 秒后自行缓解,为求进一步诊治入院。

既往史:高血压病史 10 余年,血压最高达 160/100mmHg。自诉发现冠心病 5 年,1 个月余前行右眼白内障手术,否认糖尿病病史。

个人史:已绝经。

家族史:家族中无心源性猝死病史。

体格检查:血压 120/75mmHg。神志清。心率 85 次/min,律齐,心音可,肺动脉区第二心音亢进,各瓣膜听诊区未闻及杂音。腹软,肝、脾肋下未触及。双下肢无水肿。

辅助检查:心电图显示窦性心律,心率 72 次/min,电轴左偏,室性期前收缩,II、III、aVF、V_1～V_6 导联 T 波低平、倒置(图 5-9)。

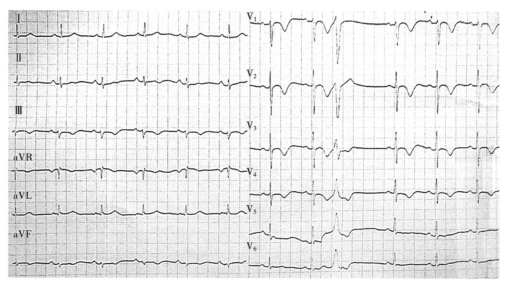

图 5-9 心电图

入院诊断：胸闷、晕厥原因待查；心律失常，室性期前收缩。

诊治过程：患者入院后完善相关检查，查超声心动图显示左心房轻度扩大，未见室壁运动幅度异常，各瓣膜未见异常，左心功能测定未见异常，肺动脉轻度扩张。实验室检查显示 D- 二聚体 5 000μg/L，血气分析显示 PaO_2 及 $PaCO_2$ 均正常，心肌酶谱、肌钙蛋白未见异常。结合超声心动图及实验室检查结果，暂不考虑心肌病、急性心肌梗死。因患者有胸闷、憋气、晕厥症状，虽然 PaO_2 及 $PaCO_2$ 未见异常，但 D- 二聚体明显升高，不能完全除外肺栓塞。故查肺动脉 CTA，结果显示双肺动脉分支栓塞，支气管炎，双肺灌注不均，双侧胸膜增厚，心包积液（图 5-10），"肺栓塞"可诊断。双下肢静脉超声显示左侧腘静脉非均质斑块，左小腿肌间静脉血栓形成（图 5-11）。给予华法林、低分子量肝素抗凝，同时加用平喘、化痰药物，将国际标准化比值（INR）调至 2～3 时，停用低分子量肝素，单用华法林。患者胸闷、憋气症状逐渐好转，未再出现晕厥，病情好转出院。

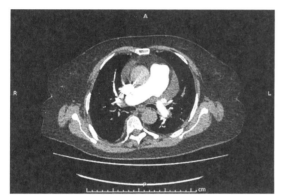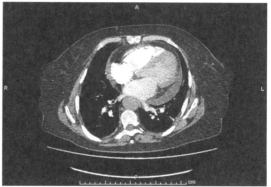

图 5-10　肺动脉 CTA

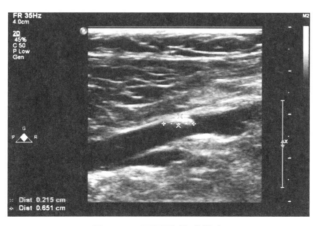

图 5-11　双下肢静脉超声

临床分析与决策：患者曾出现胸闷、憋气，与活动相关，当地诊所考虑为"冠心病"，后因体位改变时突发晕厥，怀疑为"直立性低血压性晕厥"，但均未行系统检查，仅结合患者症状及心电图改变作出诊断。仔细询问及反思后，可发现这两种疾病均不能解释患者所有症状，且心电图可见明显 ST-T 异常，$V_1 \sim V_3$ 导联 T 波倒置较 $V_4 \sim V_6$ 导联明显，提示右心负荷过重，待除外的疾病有心肌病、前间壁心肌梗死、肺栓塞、恶性心律失常。故应查心肌酶谱、肌钙蛋白、D- 二聚体、血气分析、超声心动图。结果显示，虽然 PaO_2 及 $PaCO_2$ 未见异常，但患者有胸闷、憋气、晕厥症状，D- 二聚体明显升高，不能完全除外肺栓塞。故查肺动脉 CTA，结果提示"肺栓塞"可诊断，亦能解释患者出现所有症状及心电图显示右心负荷过重表现。因肺栓塞的栓子大多来源于下肢静脉血栓，故查双下肢静脉超声，见下肢静脉血栓形成。

最终诊断：急性肺栓塞；心律失常，室性期前收缩；高血压。

预后及随访：3 个月后复查双下肢静脉超声及肺动脉 CTA，未见下肢静脉血栓，肺动脉栓子已消失，目前已停用华法林，口服阿司匹林，未再出现晕厥。

讨论：晕厥的原因，在排除了脑部疾病、心脏疾病、迷走神经性疾病外，一定要考虑到肺部疾病的可能，其中最常见的是急性肺栓塞。多数患者除出现晕厥外，一般平素还有胸闷、呼吸困难，多见于体循环栓塞的患者，如下肢静脉血栓形成。对于一些产妇、骨科手术后制动、久坐不动、肿瘤晚期患者，应提高警惕。若查血气分析显示 PaO_2 及 $PaCO_2$ 均降低、D- 二聚体升高，以及心电图显示窦性心动过速，提示可能存在肺栓塞，肺动脉 CTA 或肺动脉造影检查可确诊。发现急性肺栓塞时，应考虑患者是否符合溶栓指征，如不符合，可坚持抗凝原则规律用药，定期查 INR，数个月后复查肺动脉 CTA 明确是否还存在血栓。

（五）心包积液致晕厥

患者男性，55 岁。

主诉：晕厥 1 次。

现病史：患者 1 小时前无明显诱因出现心悸、胸闷，随之出现晕厥，伴大小便失禁，家属急给予"速效救心丸"数粒舌下含服，1～2 分钟后意识逐渐恢复，但仍伴胸闷、憋气，伴大汗、恶心，无呕吐，急来急诊，并于急诊大厅逐渐出现全身湿冷、皮肤发绀，大动脉搏动未触及，急予以多巴胺升压，同时查床旁超声心动图显示心包积液，以左心室前壁为主。行超声引导下心包穿刺引流，引流出血液约 300ml 后患者胸闷、憋气症状稍好转，为求进一步诊治入院重症监护室。

既往史：30 年前因阑尾炎行阑尾切除术，15 年前因外伤行脾切除术，否认高血压、糖尿病病史。

个人史：无烟、酒嗜好。

家族史：无冠心病等家族史。

体格检查：血压 82/58mmHg（多巴胺持续静脉滴注情况下）。神志清。心率 71 次 /min，律齐，心音低钝，各瓣膜听诊区未闻及杂音及心包摩擦音。腹饱满，左侧腹部可见陈旧手术瘢痕，肝、脾肋下未触及。双下肢无水肿。

辅助检查：心电图（急诊）显示窦性心律，Ⅱ、Ⅲ、aVF、$V_{3R} \sim V_{5R}$、$V_7 \sim V_9$ 导联 ST 段抬高（图 5-12）。

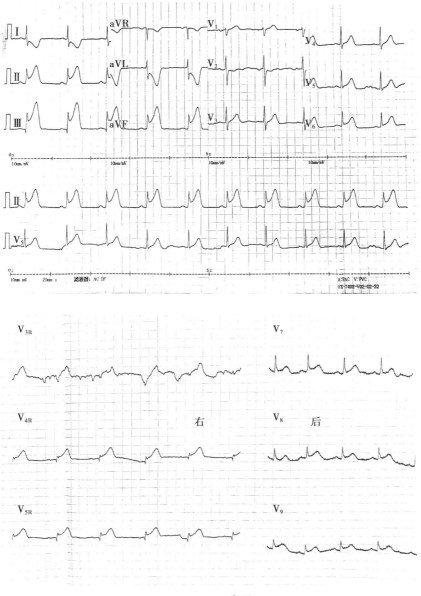

图 5-12　心电图

入院诊断：冠心病；急性下壁、右心室、后壁心肌梗死；心脏破裂；心脏压塞。

诊治过程：患者于急诊查床旁超声心动图显示心包积液，以左心室前壁为主，考虑为急性心肌梗死、心脏破裂所致。紧急行超声引导下心包穿刺引流后，患者胸闷、憋气症状明显好转，于重症监护室持续心包引流。因患者考虑心脏破裂，故均暂未予以抗凝、抗血小板聚集药物，给予阿托伐他汀钙调脂、稳定斑块，小剂量美托洛尔控制心室率、改善心室重构，依那普利改善心室重构，酌情给予补充营养、预防电解质紊乱治疗。住院 18 天后转至北京某医院进一步诊治，并择期行 PCI 后好转出院。

临床分析与决策：患者入院前胸闷、心悸，随后突发晕厥，且晕厥恢复后仍持续存在胸闷、憋气、大汗等症状，暂不考虑脑源性晕厥，不除外肺栓塞、气胸、急性心肌梗死及各种恶性心律失常致晕厥。急诊查心电图考虑为急性心肌梗死，出现大动脉搏动未触及，全身湿冷、皮肤发绀，首先考虑心源性休克，但不能除外心脏破裂导致心脏压塞可能，后经超声心动图证实。

最终诊断：冠心病；急性下壁、右心室、后壁心肌梗死，心脏破裂，心脏压塞。

讨论：急性下壁、右心室、后壁心肌梗死患者几乎都是右冠状动脉急性闭塞所致。此类疾病导致晕厥的机制有心率突然减慢，以及心脏破裂导致休克或心脏压塞。窦房结动脉和房室结动脉多数发自右冠状动脉，故当患者发生急性心肌梗死时或行急诊 PCI 突然开通冠状动脉时，很容易发生窦性心动过缓或房室传导阻滞，导致患者心率非常缓慢。紧急查心电图及床旁超声心动图非常关键。一旦出现心脏压塞，紧急心包穿刺引流是必须的。

（六）冠心病致晕厥

患者男性，55 岁。

主诉：胸痛 4 天。

现病史：患者 4 天前活动时出现胸痛，以心前区为著，伴呼吸困难、出汗，伴后背部不适，无心悸，休息数分钟症状可缓解，未予重视。此后上述症状仍间断发作，性质同前。曾查冠状动脉 CTA 提示 LAD 近段重度狭窄。为进一步诊治入院。

既往史：颈椎病病史 4～5 年，未行规范治疗。否认高血压、糖尿病、脑梗死病史。

个人史：无烟、酒嗜好。

家族史：否认冠心病、高血压等疾病家族史。

体格检查：血压 135/70mmHg。神志清。双肺呼吸音清，未闻及干、湿啰音。心率 75 次 /min，律齐，各瓣膜听诊区未闻及病理性杂音。腹软，肝、脾肋下未触及。双下肢无水肿。

辅助检查：超声心动图显示二尖瓣、三尖瓣少量反流，EF 62%。入院心电图显示窦性心律，心率 60 次 /min，aVL 导联 T 波倒置（图 5-13）。血常规、凝血常规、生化全项、肌钙蛋白、D- 二聚体、血气分析均未见异常。

入院诊断：冠心病，不稳定型心绞痛；颈椎病。

诊治过程：结合患者胸痛症状间断发作、入院前冠状动脉 CTA 可见严重冠状动脉血管狭窄，考虑冠心病诊断明确，拟择期行冠状动脉造影以进一步明确病变严重程度，必要时行支架植入术。但患者于入院第 2 天小便后回到床位过程中突发晕厥，无抽搐，数秒后意识恢复。急测血压 95/60mmHg，血糖 7.3mmol/L，心电图显示窦性心动过缓，心率 45 次 /min（图 5-14）。翻阅患者发作当时心电监护，未见一过性心脏停搏或快速性心律失常；头颅 CT 未见明显异常（图 5-15）；查 D- 二聚体、血气分析未见异常，补充诊断"晕厥原因待查"。数日后行冠状动脉造影，结果显示 LM 未见异常；LAD 近中段弥漫狭窄 80%～90%，D1 口部狭窄约 70%，中段肌桥；LCX 近段狭窄约 80%，远段局限性狭窄约 95%；RCA 远段狭窄 50%～60%（图 5-16A）。根据造影结果，于 LCX、LAD 狭窄病变处植入 3 枚支架（图 5-16B）。术后患者入院期间未再发晕厥及胸痛症状。

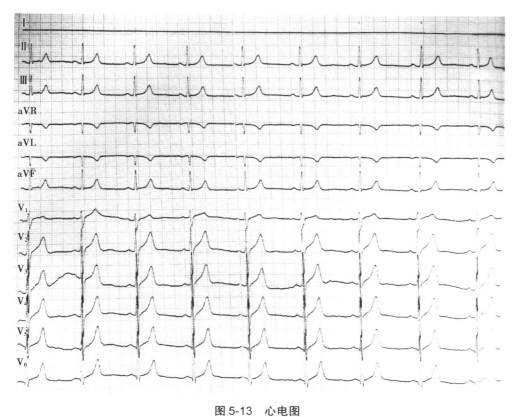

图 5-13　心电图

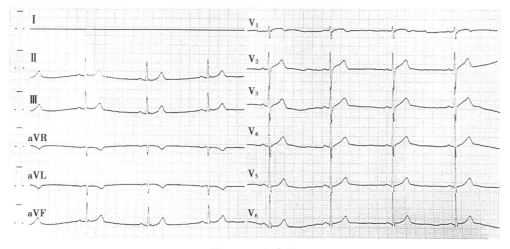

图 5-14　心电图

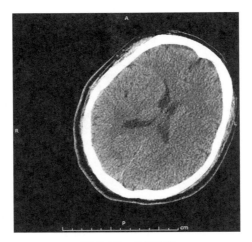

图 5-15　头颅 CT

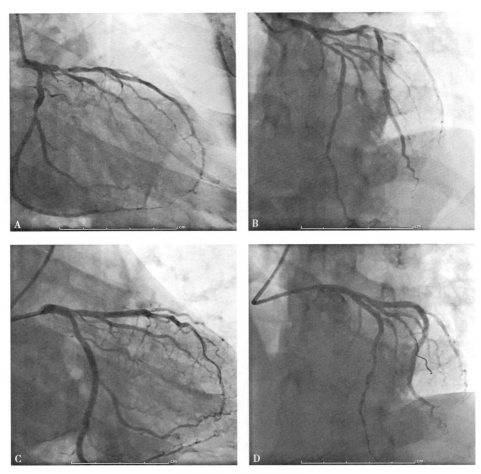

图 5-16　冠状动脉造影
A、B. 支架植入前；C、D. 支架植入后。

临床分析与决策：患者于入院第 2 天小便后回到床位过程中突发晕厥，结合相关检查，暂不考虑肺栓塞导致。因晕厥后马上查心电图，可见异常改变，故考虑是由于一过性冠状动脉痉挛导致心肌缺血，影响了左心室收缩功能及心率减慢，使得患者出现一过性脑供血不足、晕厥。结合患者胸痛症状的部位、性质、缓解时间及方式，考虑为典型心绞痛发作，且有冠状动脉 CTA 支持，数日后行冠状动脉造影也再次确诊了晕厥的病因。

最终诊断：冠心病，不稳定型心绞痛；颈椎病。

预后及随访：术后规律口服抗血小板、稳定斑块等药物，未再出现晕厥。

讨论：该患者于住院期间突发晕厥，无抽搐，数秒后意识恢复，血压、血糖、D- 二聚体、血气分析、头颅 CT 均未见明显异常，发作当时心电监护也未见一过性心脏停搏或快速性心律失常。由于大脑的灌注压取决于体循环的动脉压，任何使心排血量降低的因素都能使脑灌注压降低。该患者冠状动脉 CTA 提示 LAD 近段重度狭窄，且晕厥发作时心电图有明显变化，在植入支架后患者未再发作，故考虑为冠状动脉狭窄导致的心源性晕厥。

（七）排尿性晕厥

患者男性，46 岁。

主诉：间断晕厥 9 年。

现病史：患者 9 年前饮酒后于站立位小便过程中出现晕厥，意识丧失前无头晕、恶心，无胸闷、心悸，无四肢乏力，晕厥后无大小便失禁，无四肢抽搐，持续约 1 分钟后由家属唤醒，醒后无头晕，无记忆力丧失，未予重视。此后上述症状间断出现 5 次，均于站立位排尿过程中出现，持续 1～2min 可缓解，为求进一步诊治来院。

既往史：高血压病史 3 年，口服氨氯地平（络活喜），血压控制尚可。否认其他疾病史。

个人史：无吸烟、酗酒嗜好。

家族史：直系亲属无类似病史。

体格检查：血压 135/90mmHg。双肺呼吸音清。心率 79 次 /min，律齐，心音可，未闻及杂音，卧位变为直立位时心率、血压无明显变化。腹软，肝、脾肋下未触及。双下肢无水肿。

辅助检查：心电图显示窦性心律，平均心率 79 次 /min，Ⅱ、Ⅲ、aVF 导联 ST 段压低，T 波倒置（图 5-17）。胸部 CT 检查显示两肺胸膜下气肿，两肺背侧坠积改变，前纵隔软组织结节，心包前缘少量积液（图 5-18）。超声心动图显示左心房扩大，左心室肥厚，左心功能未见明显异常，EF 57%。冠状动脉造影显示冠状动脉硬化，右冠优势型（图 5-19）。

入院诊断：晕厥原因待查，排尿性晕厥？高血压。

诊治过程：安慰患者，嘱患者睡觉前少饮水，避免长时间憋尿，排尿时应避免站立，最好采用坐便器或蹲位，且排尿时不宜过急、过猛，同时给予谷维素、维生素 B₁ 等药物调整自主神经，并给予补气升提、补益脾肾等中药治疗。

临床分析与决策：本例患者为男性，6 次晕厥均于站立位排尿过程中发作，4 次发作于夜间，2 次发作于饮酒后，发作前多无明显不适，常突然晕倒、意识丧失，持续时间常为 1～3 分钟，可自行苏醒，醒后多无后遗症，入院体格检查、心电图、超声心动图、冠状动脉造影等未见异常，考虑患者为排尿性晕厥的可能性大。

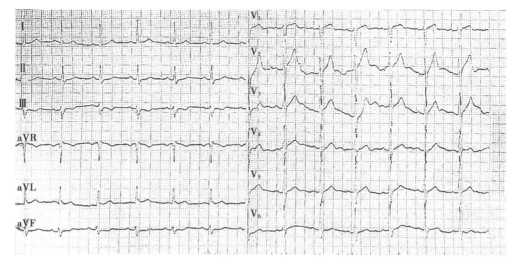

图 5-17 心电图

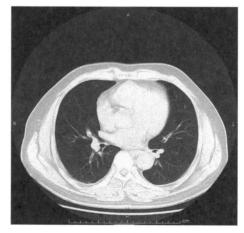

图 5-18 胸部 CT

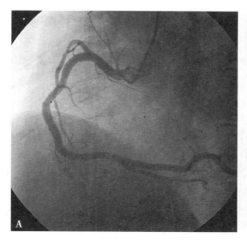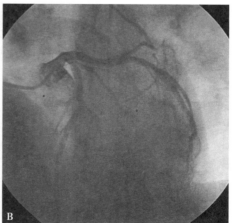

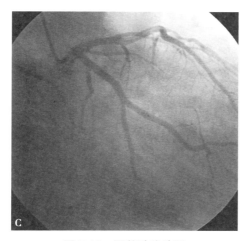

图 5-19　冠状动脉造影

最终诊断：排尿性晕厥；高血压。

预后及随访：出院后 2 年，患者未再出现类似情况。

讨论：排尿性晕厥多发生于 16～45 岁男性，一般发生在排尿的终末期，也可发生在排尿前。该病的病理机制是由血管舒张和收缩障碍造成低血压，自主神经功能紊乱，心律失常，血压波动，以及排尿时过度屏气而使胸腔的压力增高等，诱发因素主要包括饮酒、睡眠不足、过度疲劳、饮食减少或过饱及体位改变等。本例患者 6 次晕厥均于站立位排尿过程中出现，4 次发作于夜间，2 次发作于饮酒后，相关检查可除外器质性疾病，考虑排尿性晕厥。

参考文献

[1]　GARCIA-CIVERA R. 晕厥临床案例解析[M]. 王吉云，马志敏，主译. 北京：人民卫生出版社，2010.

[2]　刘文玲，向晋涛，胡大一，等.《晕厥的诊断与治疗指南（2009 年版）》详解[J]. 中国心脏起搏与心电生理杂志，2010，24（1）：4-11.

[3]　刘文玲，胡大一，郭继鸿，等. 晕厥诊断与治疗中国专家共识（2014 年更新版）[J]. 中华内科杂志，2014，53（11）：916-925.

[4]　SABATINE M S. 麻省总医院内科手册[M]. 4 版. 张抒扬，主译. 西安：世界图书出版公司，2015.

[5]　谢扬，饶邦复. 肥厚型心肌病诊断和治疗新概念[J]. 现代医药卫生，2005，21（23）：3197-3198.

（王　磊　郭　润　张倩玉）

第六章 乏力

定义

乏力是指没有足够能力来完成原来能胜任的活动的自我感觉。乏力可分为生理性乏力和病理性乏力。

生理性乏力：指在超过人体一般所能承受的体力、脑力活动后或没有充分休息、睡眠时，自我感觉乏力、疲乏。如运动员在过量体能训练后自觉四肢无力，程序员在长时间大量工作后自觉注意力无法集中、无法正常工作等。在经过充分的休息或睡眠后乏力感可完全消失，并不伴随可以引起乏力的相关性疾病。

病理性乏力：指由各种疾病引起的乏力感受。

一般情况下，生理性乏力经休息后均能恢复正常，而病理性乏力可以是很多疾病的伴随症状，没有特异性，不能恢复正常。

发病机制与常见病因

（一）发病机制

1. 组织缺氧　组织缺氧会引起细胞能量代谢障碍，能量不足引起肌肉细胞收缩障碍、神经细胞传导障碍等，从而导致乏力。多见于血流动力学异常、肺通气功能或换气功能障碍、微循环障碍及贫血等。

2. 代谢紊乱　糖代谢异常、内分泌紊乱、营养不良、过度消耗、水钠潴留等，引起神经肌肉组织能量不足，从而产生乏力，如糖尿病、甲状腺功能减退症、厌食症、肿瘤等。

3. 酸性代谢产物堆积　化学毒物摄入、肝肾功能不全、电解质紊乱等，导致酸性代谢产物积蓄，引起广泛的细胞代谢异常，从而出现疲乏无力感。

4. 生物因素　微生物感染人体时，可以导致发热、能量消耗增加、细胞水肿，进而导致代谢异常，严重时可致微循环代谢异常，营养物质和氧气不能满足组织代谢的需要，而产生乏力。

（二）常见病因

1. 生理性　如睡眠不足、大量体力劳动、长时间运动、精神紧张、饥饿。

2. 药物性　如β受体阻滞剂，镇静剂、催眠药、抗焦虑药、抗抑郁药等精神类药品。

3．疾病

（1）心血管系统疾病，如慢性心力衰竭、心律失常、低血压。

（2）呼吸系统疾病，如哮喘、慢性阻塞性肺疾病。

（3）内分泌系统疾病，如糖尿病、甲状腺功能减退症、垂体功能减退症、原发性慢性肾上腺皮质功能减退症。

（4）血液系统疾病，如贫血、白细胞减少症、骨髓增生异常综合征。

（5）消化系统疾病，如慢性肝功能不全、功能性肠病。

（6）感染性疾病，如流行性感冒、结核、肝炎、获得性免疫缺陷综合征。

（7）睡眠障碍，如阻塞性呼吸睡眠暂停综合征、失眠症。

（8）神经精神类疾病，如焦虑症、抑郁症、躯体化障碍。

（9）电解质紊乱，如低钾血症、低钙血症等。

（10）肿瘤，如肝癌、胃癌、结肠癌等。

 问诊要点

1．症状发作缓急、持续时间及乏力的程度。

2．是全身性乏力还是局限性乏力。

3．症状复发及缓解规律、既往活动耐力、睡眠情况、营养情况、服用药物情况及有无毒物接触史。

4．伴随症状，包括发热、呼吸困难、心悸、头晕、水肿、关节痛、肌肉痛、感觉障碍、运动障碍、消化不良、慢性腹痛、睡眠障碍等。

诊断与鉴别诊断

乏力是一种非特异性的症状，常见于以下疾病。

（一）慢性心力衰竭

心力衰竭是指各种心脏结构或功能性疾病导致心室充盈和／或射血能力受损而引起心排血量减少，不能满足组织代谢需要的一种综合征。慢性心力衰竭不同于急性心力衰竭，是缓慢的发展过程，一般会有代偿性心脏扩大或肥厚及其他代偿机制参与。

1．常见病因 ①导致心脏收缩功能减弱的疾病，如心肌缺血、扩张型心肌病、心肌炎；②导致心脏舒张功能受损的疾病，如二尖瓣狭窄、心房黏液瘤、肥厚型心肌病、限制型心肌病、心脏压塞；③导致心脏后负荷增加的疾病，如高血压、肺动脉高压、主动脉瓣狭窄、肺动脉瓣狭窄；④导致心脏前负荷增加的疾病，如主动脉瓣关闭不全、肺动脉瓣关闭不全、二尖瓣关闭不全、房间隔缺损、室间隔缺损、动脉导管未闭；⑤各种心律失常，如快速性心律失常、缓慢性心律失常。

2．临床症状及阳性体征

（1）左心衰竭：①临床症状：呼吸困难，咳嗽、咳痰、咯血，乏力、疲倦，头晕，心悸，尿少等；②阳性体征：肺部可闻及湿啰音，心率增快，心脏扩大，肺动脉瓣第二心音亢进，舒张期奔马律等。

（2）右心衰竭：①临床症状：胃肠道及肝淤血引起的症状如腹胀、恶心、呕吐、肝区疼痛等，呼吸困难，心悸，尿少等；②阳性体征：水肿，胸腔积液，肝颈静脉反流征，肝大、心界扩大，三尖瓣关闭不全的反流性杂音。

（二）低血压

低血压可因为组织灌注不足而引起乏力感，分为原发性和继发性。

1. 原发性低血压 也称体质性低血压，需排除继发性低血压后才能诊断，常见于年轻消瘦的女性。很多患者可无症状，而有些患者可出现乏力、疲倦、头晕、心悸、胸闷，甚至晕厥等症状。

2. 继发性低血压 指某些疾病导致的低血压状态。

（1）内分泌性低血压：甲状腺激素、糖皮质激素、盐皮质激素缺乏会导致低血压，常见疾病如甲状腺功能减退症、慢性肾上腺皮质功能减退症、腺垂体功能减退症等。

1）甲状腺功能减退症：是由各种原因导致的低甲状腺素血症或甲状腺素抵抗而引起的全身性低代谢综合征。临床表现及体征：①一般表现，如疲劳、乏力、畏寒、体重增加、记忆力减退、反应迟钝、嗜睡等；②心血管系统，如血压降低、心动过缓、心肌收缩力减弱、心力衰竭；③消化系统，如厌食、腹胀、便秘等；④肌肉系统，如肌肉乏力，暂时性强直、痉挛，进行性萎缩；⑤血液系统，如贫血等。

2）慢性肾上腺皮质功能减退症：分为原发性和继发性，原发性是由各种原因导致的双侧肾上腺大部分功能破坏所致，继发性由下丘脑 - 垂体病变所致。临床表现及体征：①一般表现，如乏力、疲劳、嗜睡、精神不振、记忆力减退、反应迟钝；②消化系统，如食欲减退、恶心、呕吐、腹泻、喜高钠饮食等；③心血管系统，如血压降低、心音减弱、心率减慢；④皮肤黏膜系统，如皮肤黏膜色素增加，色素沉着于齿龈、舌、颊黏膜等；⑤电解质紊乱，如低血钠症；⑥内分泌系统，如糖异生作用减弱、低血糖；⑦生殖系统，如女性阴毛、腋毛减少、稀疏，月经失调或闭经，男性性功能减退。

（2）神经源性直立性低血压：又称特发性直立性低血压，是一种特发性多系统性症状，自主神经功能异常是其最具特征性的临床特点，还可有小脑共济失调、帕金森综合征、锥体束征和肌肉萎缩等。本病起病隐匿，大多病程进展缓慢，临床表现为由卧位转为立位 3 分钟内，收缩压下降≥20mmHg 和 / 或舒张压下降≥10mmHg，并伴有眩晕、晕厥、视物模糊、全身乏力、发音模糊及共济失调，一般无心率改变和晕厥常见的先兆症状，如面色苍白、冷汗、恶心等，早期症状较轻时需直立较长时间出现症状，严重者直立后立即出现晕厥。

（3）心源性低血压：常见病因如心力衰竭、心动过速或心动过缓、心包积液、二尖瓣严重狭窄等。

（4）低血容量性低血压：常见病因如脱水、失血、腹泻、呕吐等。

（5）药物相关性低血压：如抗高血压药、硝酸酯类药物、镇静药、催眠药等。

（三）贫血

贫血是乏力常见的病因，是人体外周血红细胞容量减少，低于正常范围下限的一种疾病。我国多以"海平面地区，成年男性血红蛋白<120g/L，成年女性血红蛋白<110g/L，孕妇

血红蛋白<100g/L"，作为贫血的诊断标准。

1. 常见贫血类型

（1）红细胞生成减少性贫血，如缺铁性贫血、巨幼细胞贫血、骨髓增生异常综合征、骨髓纤维化、再生障碍性贫血、肾性贫血等。

（2）溶血性贫血，如遗传性球形红细胞增多症、葡萄糖 -6- 磷酸脱氢酶缺乏、地中海贫血。

（3）失血性贫血，如出血性、凝血性疾病（特发性血小板减少性紫癜、血友病等），以及非出血性、凝血性疾病（肿瘤、结核、支气管扩张、消化性溃疡等）。

2. 临床表现及体征　①神经系统：头晕、耳鸣、头痛、失眠、记忆力减退等；②皮肤黏膜：皮肤黏膜苍白，皮肤粗糙、缺少光泽甚至形成溃疡，溶血性贫血可有皮肤黏膜黄染；③呼吸循环系统：心悸、呼吸困难、心律失常、心功能不全等；④消化系统：腹胀、食欲减退、大便规律及性质改变、异食症等，巨幼细胞贫血可有牛肉舌、镜面舌等。

3. 实验室检查　包括血常规、骨髓检查、血清铁蛋白和叶酸测定、基因检测、抗人球蛋白（Coombs）试验等。

（四）内分泌及代谢疾病

内分泌及代谢疾病可以乏力为主要症状，同时可伴有一些非特异性症状。例如，糖尿病患者可伴有口渴、多饮、多食、大便规律改变等症状；肾上腺皮质功能减退症患者可伴有低血压、食欲减退、皮肤色素沉着等症状；甲状腺功能亢进症患者可伴有失眠、怕热、心悸、多汗、腹泻、多食等症状；甲状腺功能减退症患者可伴有毛发稀少、怕冷、直立性低血压、嗜睡、精神改变等症状；希恩综合征患者可伴有产后无乳、闭经、性功能低下、嗜睡、精神改变等症状；原发性醛固酮增多症患者可伴有血压升高、低血钾、周期性瘫痪、尿蛋白增多等症状。

（五）重症肌无力

重症肌无力是一种由神经 - 肌肉接头处传递功能障碍所引起的自身免疫性疾病，主要表现为部分或全身骨骼肌无力和易疲劳，肌无力症状易波动，表现为晨轻暮重，活动后加重、休息后减轻。临床表现及体征：①眼皮下垂，视力模糊，复视、斜视，眼球转动不灵活；②表情淡漠或苦笑面容，构音困难，常伴鼻音；③咀嚼无力，饮水呛咳，吞咽困难；④颈软、抬头困难，转颈、耸肩无力；⑤抬臂、梳头、上楼梯、下蹲、上车困难。实验室及影像学检查包括新斯的明试验、乙酰胆碱受体（AChR）抗体检测、胸腺 CT 和 MRI 等。

（六）慢性疲劳综合征

慢性疲劳综合征是一种身体出现长期极度疲劳的疾病，具体诊断为，排除其他疾病的情况下疲劳持续 6 个月或以上，并且至少具备以下症状中的 4 项：①短期记忆力减退或者注意力不能集中；②咽痛；③淋巴结痛；④肌肉酸痛；⑤不伴有红肿的关节疼痛；⑥新发头痛；⑦睡眠后精力不能恢复；⑧体力或脑力劳动后连续 24 小时身体不适。目前，医学界认为慢性疲劳综合征可能是病毒感染、免疫系统疾病、神经系统疾病、精神疾病等多重因素共同作用的结果。

诊疗流程

通过详细询问病史,结合此次乏力发生缓急、发作诱因、持续时间、伴随症状、合并用药等情况,初步判断是否为心血管疾病所致乏力,并进行必要的体格检查、实验室检查、影像学检查等,进一步完成乏力的诊断与鉴别诊断(图6-1)。

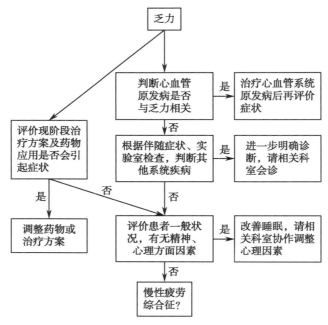

图 6-1 乏力诊疗流程

典型病例

(一)以乏力为表现的进行性加重的心力衰竭

患者女性,65 岁。

主诉:间断胸闷 5 年,再发加重 15 天。

现病史:患者 5 年前活动后出现胸闷,伴气短,无明显胸痛。查心电图提示广泛 ST-T 改变,CTA 提示重度三支病变,建议患者行冠状动脉造影进一步明确冠状动脉病变情况,但患者及家属拒绝介入及搭桥治疗,予以药物治疗后好转出院。后患者多次入院药物治疗,活动耐力进行性减低。近 15 天患者再发胸闷不适,自觉程度较前加重,伴气短,多于夜间发作,卧位时明显,坐位时缓解,伴夜间阵发性呼吸困难,伴端坐呼吸。

既往史:高血压病史 10 余年,血压最高达 160/90mmHg,曾服用"氨氯地平"抗高血压治疗,自诉近半年血压恢复正常,停用抗高血压药。自诉曾诊断为"焦虑状态"。

个人史:吸烟史 40 年,已戒烟 5 年。

家族史:其哥哥及姐姐均患有冠心病。

体格检查：体温 36.5℃，脉搏 105 次 /min，呼吸 26 次 /min，血压 115/75mmHg。神志清，精神较差。双肺呼吸音低，可闻及散在湿啰音，心律不齐。腹软，无压痛。双下肢凹陷性水肿。

辅助检查：心电图显示窦性心律，室性期前收缩，aVR 导联 ST 段抬高，V₃～V₆、Ⅱ、Ⅲ、aVF 导联 ST 段压低（图 6-2）。实验室检查显示血清 cTnI 1.02ng/ml，CK-MB 56U/L，BNP 4 252pg/ml。

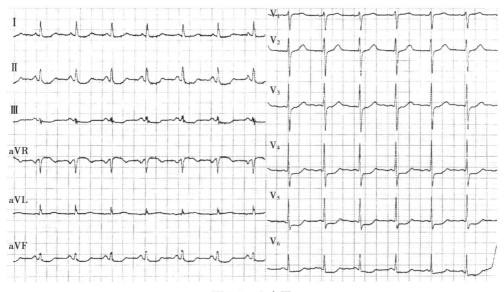

图 6-2　心电图

入院诊断：冠心病，急性非 ST 段抬高型心肌梗死；心力衰竭，NYHA 心功能Ⅳ级；高血压 2 级，极高危。

诊治过程：入院后予以低分子量肝素抗凝，阿司匹林、氯吡格雷、替罗非班抗血小板聚集，硝酸酯类扩血管，呋塞米、螺内酯利尿等治疗后，患者小便量逐渐增多，胸闷症状逐渐好转，夜间阵发性呼吸困难发作次数明显减少。查体发现血压 118/72mmHg，神志清，精神较差，双肺呼吸音粗，偶可闻及少许湿啰音，心率 90 次 /min，律不齐，可闻及期前收缩，腹软，无压痛，双下肢无明显水肿。复查相关指标，CK-MB 降至正常范围，BNP 1 350pg/ml，较前降低。患者仍诉活动后胸闷不适，发作时行心电图显示窦性心律，心率 102 次 /min，aVR 导联 ST 段抬高，V₃～V₆、Ⅱ、Ⅲ、aVF 导联 ST 段压低。遂加用酒石酸美托洛尔 6.25mg、2 次 /d 口服，盐酸地尔硫䓬 30mg、3 次 /d 口服。后结合患者症状及 24 小时出入量，逐渐将静脉利尿剂调整为口服利尿剂，患者未再诉胸闷、气短等不适，病情一度好转。精神、饮食及睡眠尚可，症状亦较前好转，故继续维持之前治疗方案。治疗 5 天后查房时，患者诉乏力，询问患者近 2 天食欲较差，否认胸闷、气短等不适，否认小便量减少，查体听诊肺部啰音较前无明显改变，查心电图较前无明显变化。后患者仍间断乏力不适，精神、食欲欠佳，喜坐位，否认胸闷、气短等不适，复查 BNP 2 690pg/ml，胸部 X 线片提示双肺渗出，考虑患者心力衰竭加重，予以扩血管、利尿、强心等治疗。患者当天下午大便时突发呼吸困难，咳粉红色泡沫样痰，急性左心力衰竭发作后合并恶性心律失常，抢救无效死亡。

临床分析与决策：结合患者症状、查体、辅助检查等结果，入院后考虑为冠心病、急性非 ST 段抬高型心肌梗死、心力衰竭、NYHA 心功能Ⅳ级。患者胸闷症状为心肌缺血及心功能不全两个方面原因导致，经抗凝、抗血小板聚集、扩张血管、强心、利尿等治疗后，患者小便量增加，胸闷症状较入院时好转。但患者仍间断胸闷，发作时行心电图较前无明显变化，考虑此时胸闷与缺血相关性大，且患者静息及胸闷发作时心率均较快，故加用小剂量 β 受体阻滞剂及钙通道阻滞剂减慢心率，减轻心肌耗氧量。此后患者食欲渐差，诉乏力，尽管无明显胸闷加重表现及肺部啰音变化，但实为心功能不全加重的不典型表现。经治疗后，患者精神状况、症状等曾一度好转，但随之再次加重，且无劳累、感染等诱发因素，考虑不除外与应用 β 受体阻滞剂及钙通道阻滞剂相关。患者此次急性非 ST 段抬高型心肌梗死后引起心功能急性恶化，进而衰竭，尽管药物治疗后患者症状曾一度好转，但患者存在持续性的心肌缺血，心功能尚不稳定，小剂量的 β 受体阻滞剂及钙通道阻滞剂的负性肌力作用可能导致心功能急剧恶化。本例患者最终出现以乏力为主要表现的心功能恶化，临床死亡。

最终诊断：冠心病，急性非 ST 段抬高型心肌梗死；心力衰竭，NYHA 心功能Ⅳ级；高血压 2 级，极高危。

讨论：患者为老年女性，主因间断胸闷 5 年、再发加重 15 天入院。入院后考虑为冠心病、急性非 ST 段抬高型心肌梗死、心力衰竭、NYHA 心功能Ⅳ级。经积极对症治疗后，患者胸闷症状较前好转。后患者乏力不适，查体肺部啰音及心电图均较前无明显改变，但精神、食欲均较前变差，喜坐位，复查 BNP 2 690pg/ml，胸部 X 线片提示双肺渗出性改变。考虑心力衰竭加重，给予扩血管、利尿、强心治疗，但患者仍于当天大便时急性左心力衰竭发作后合并恶性心律失常，抢救无效死亡。此病例提示我们，临床工作中注意老年心力衰竭患者，当心力衰竭加重时可能会出现以乏力为主的不典型表现，可能与患者进食欠佳等因素相关，需引起重视，要进一步结合患者体格检查及相关辅助检查明确患者心力衰竭程度，及时对症处理，避免延误治疗。

（二）以乏力为主要表现的不稳定型心绞痛

患者女性，64 岁。

主诉：乏力 1 年余。

现病史：患者 1 年余前劳累后出现乏力不适，伴轻度气短，无胸痛及放射痛，无恶心、呕吐，无头晕、晕厥。口服"感冒药"（具体不详）及休息后症状缓解。此后，上述症状仍间断发作，多于劳累后发作，曾间断服用"中药"（具体不详）治疗，自觉症状缓解不明显。

既往史：高血压病史 6 年，血压最高达 160/100mmHg，平素口服硝苯地平缓释片 10mg、2 次/d，血压控制在 130/80mmHg 左右。否认糖尿病、脑梗死等病史。

个人史：否认吸烟史及饮酒史。

家族史：家族中无同类疾病患者。

体格检查：血压 134/82mmHg。神志清，自主体位，查体合作。双肺呼吸音清，未闻及干、湿啰音。心率 68 次/min，律齐，未闻及杂音。腹软，肝、脾肋下未触及。双下肢无水肿。

辅助检查：血常规显示血红蛋白 112g/L。生化全项显示低密度脂蛋白 2.4mmol/L。血清 cTnI 0.010ng/ml，D- 二聚体 726μg/L。心电图显示Ⅱ、Ⅲ、aVF 导联 T 波低平、倒置。超声心动图显示左心房扩大，左心室舒张功能不全，左心功能未见明显异常。肺部 CT 未见明显异常。

入院诊断：乏力原因待查，冠心病？心脏神经官能症？高血压 2 级，极高危。

诊治过程：入院后积极完善相关检查，血常规、D- 二聚体、血气分析、BNP、甲状腺功能五项、自身抗体等均未见明显异常。予以抗高血压、营养心肌等治疗，患者仍间断乏力不适。后行冠状动脉造影显示 LM 未见明显狭窄；LAD 近中段散在斑块浸润，远段轻度肌桥；LCX 中段管状狭窄 85%，远端斑块；RCA 钙化严重，近中段狭窄 50%，远端斑块浸润（图 6-3A、B）。于 LCX 植入支架 1 枚（图 6-3C）。术后继续予以抗凝、抗血小板聚集、扩血管、调脂、稳定斑块等治疗，患者自觉乏力症状较前好转。

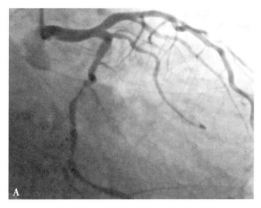
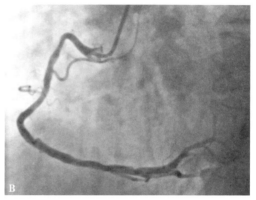
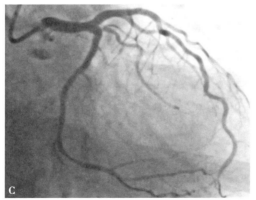

图 6-3 冠状动脉造影

临床分析与决策：患者老年女性，以乏力为主诉，既往高血压、高血脂病史。入院后积极完善相关检查，进一步除外贫血、肺栓塞、心功能不全、甲状腺功能亢进症、甲状腺功能减退症、自身免疫性疾病等可表现为乏力的疾病。予以抗高血压、营养心肌等对症治疗后，患者仍间断乏力不适，且与活动相关。结合患者高血压、血脂异常等危险因素，以及心电图表现，考虑不除外症状不典型的不稳定型心绞痛后，建议患者行冠状动脉造影，结果可见 LCX 重度狭窄，符合支架植入术指征。遂于 LCX 植入支架 1 枚，后患者乏力症状明显好转。

最终诊断：冠心病，不稳定型心绞痛；高血压2级，极高危。

预后及随访：患者术后乏力症状显著好转，并规律应用阿司匹林肠溶片、氯吡格雷、阿托伐他汀、硝酸异山梨酯、培哚普利等治疗，无明显胸痛、胸闷、乏力等不适，恢复良好。

讨论：本例患者系老年女性，以乏力为主要症状，经相关检查除外贫血、肺栓塞、心功能不全等可表现为乏力的疾病后，经抗高血压、营养心肌等对症治疗后，患者仍间断乏力不适。分析患者为老年绝经后女性，并有高血压、血脂异常等危险因素，且心电图表现为Ⅱ、Ⅲ、aVF导联T波低平、倒置，因此考虑为症状不典型的不稳定型心绞痛，并经冠状动脉造影证实存在重度LCX病变。予以支架植入术后，患者乏力症状消失，预后良好。此病例提示我们，老年女性存在冠状动脉病变时常无典型的胸痛、胸闷等临床表现，易出现乏力、气短、心悸等非典型症状。本例患者为以乏力为首发症状的不典型的不稳定型心绞痛，在临床诊治工作中需引起重视。

（三）他汀类药物相关性乏力

患者女性，60岁。

主诉：乏力1周。

现病史：患者1周前出现乏力不适，伴轻度气短、四肢酸痛、恶心，无呕吐，无胸痛及放射痛，无头晕、晕厥，小便量无减少，无酱油色小便，未予特殊诊治，上述症状逐渐加重。

既往史：高血压病史6年，血压最高达160/100mmHg，平素口服厄贝沙坦150mg、1次/d，血压控制在140/80mmHg左右。冠心病病史1年，平素口服阿司匹林、瑞舒伐他汀、单硝酸异山梨酯、美托洛尔缓释片、厄贝沙坦等治疗。否认糖尿病、脑梗死等病史。

个人史：否认吸烟史及饮酒史。

体格检查：血压136/84mmHg。神志清，自主体位，查体合作。双肺呼吸音清，未闻及干、湿啰音。心率78次/min，律齐，未闻及杂音。腹软，肝、脾肋下未触及。双下肢无水肿。

辅助检查：血常规显示血小板计数 $328×10^9/L$。生化全项显示GPT 140.9U/L，GOT 327.6U/L，CK 18 265U/L，CK-MB 525.3U/L，LDH 729U/L，α-HBDH 690U/L。尿液分析显示尿白细胞（++），尿胆红素（−），尿胆原（−），尿隐血（+−），微量白蛋白（−）。D-二聚体816μg/L。血气分析、凝血常规、BNP、甲状腺功能五项、免疫八项、自身抗体、风湿三项、人类免疫缺陷病毒（HIV）抗体、粪便常规+隐血均未见明显异常。心电图显示 V_2~V_5 导联T波倒置（图6-4）。超声心动图显示左心房扩大，三尖瓣少量反流，左心功能未见明显异常。肝、胆、胰、脾彩超显示肝大，脂肪肝，余未见明显异常。肺部CT未见明显异常。

入院诊断：冠心病；横纹肌溶解综合征；高血压2级，极高危。

诊治过程：入院后完善相关检查，结合检查结果，暂不考虑除外原发性心肌及肝细胞损伤，考虑患者乏力为横纹肌溶解所致。立即停用他汀类药物，积极予以对症治疗，密切监测患者症状、肾功能及尿常规等变化。患者症状逐渐好转，亦未出现酱油色小便，肾功能未见明显异常。入院3天后复查生化全项显示GPT 126.0U/L，GOT 119.0U/L，CK 1 808U/L，CK-MB 48U/L，LDH 551U/L，α-HBDH 535U/L；入院5天后复查生化全项显示GPT 92.0U/L，GOT 52.0U/L，CK 194U/L，LDH 441U/L，α-HBDH 400U/L。患者激酶水平逐渐下降，乏力症状逐渐好转。

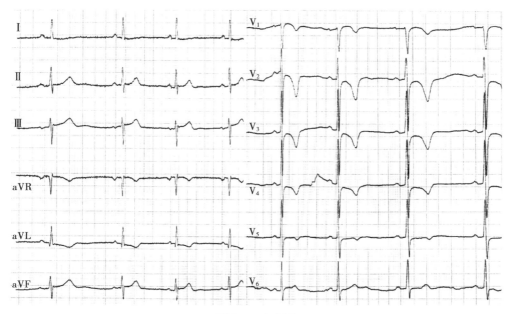

图6-4　心电图

临床分析与决策:患者主诉乏力,伴四肢酸痛不适,经相关实验室检查及影像学检查,除外贫血、肺栓塞、心功能不全、甲状腺功能亢进症、甲状腺功能减退症、自身免疫性疾病等可表现为乏力的疾病,亦除外原发性心肌及肝细胞损伤。结合患者他汀类药物用药史,首先考虑是否存在他汀类药物相关的横纹肌溶解综合征。停用他汀类药物并予以对症治疗后,患者症状逐渐好转,激酶逐渐降低,肝、肾功能未见进一步异常。

最终诊断:冠心病;横纹肌溶解综合征;高血压2级,极高危。

预后及随访:患者乏力症状基本消失,未再诉乏力、四肢酸痛等不适,肝、肾功能亦未见明显异常,预后良好。

讨论:患者老年女性,以乏力为主要症状,经相关检查后,除外贫血、肺栓塞、心功能不全等其他可表现为乏力的疾病。生化全项证实激酶明显升高,心电图、超声心动图及腹部彩超除外原发性心肌及肝细胞损伤,结合患者有他汀类药物应用史,因此考虑乏力为他汀类药物所致横纹肌溶解后导致的症状,予以对症治疗后,患者症状逐渐好转,后复查激酶逐渐降至正常。此病例提示,当患者出现乏力症状,并存在他汀类药物治疗史时,要警惕他汀类药物所致的横纹肌损伤,注意询问患者有无酱油色小便,注意监测患者肝、肾功能动态变化,以及时对症治疗。

（四）精神心理因素所致乏力

患者女性,68岁。

主诉:乏力2个月。

现病史:患者2个月前无明显诱因出现乏力不适,伴轻度气短,无胸痛及放射痛,无恶心及呕吐,无头晕及晕厥,无四肢酸痛,自觉轻微体力活动后便可诱发,曾应用中药(具体不详)治疗,自觉症状缓解不明显。

既往史：既往高血压病史 10 年，血压最高达 180/100mmHg，平素口服硝苯地平缓释片 10mg、2 次 /d，盐酸贝那普利 10mg、1 次 /d，血压控制在 140/90mmHg 左右。脑梗死病史 2 年，未遗留言语不利及肢体活动障碍。冠心病病史 1 年，6 个月前行冠状动脉支架植入术，术后规律应用阿司匹林、氯吡格雷、阿托伐他汀、单硝酸异山梨酯等药物治疗。否认糖尿病等病史。

个人史：否认吸烟史及饮酒史。

家族史：否认冠心病、糖尿病等家族史，家族中无同类疾病患者。

体格检查：血压 142/86mmHg。神志清，自主体位，查体合作，精神欠佳。双肺呼吸音清，未闻及干、湿啰音。心率 70 次 /min，律齐，未闻及杂音。腹软，肝、脾肋下未触及。双下肢无水肿。

辅助检查：血常规显示血红蛋白 122g/L。生化全项显示甘油三酯 2.1mmol/L，低密度脂蛋白胆固醇 2.6mmol/L；D- 二聚体 374μg/L。血气分析、凝血常规、BNP、甲状腺功能五项、免疫八项、自身抗体、风湿三项、HIV 抗体、粪便常规 + 隐血、尿液分析均未见明显异常。心电图显示 $V_5 \sim V_6$ 导联 ST 段压低，T 波低平（图 6-5）。超声心动图显示左心房扩大，二尖瓣轻度反流，左心室舒张功能不全，左心功能未见明显异常。肺部 CT 未见明显异常。

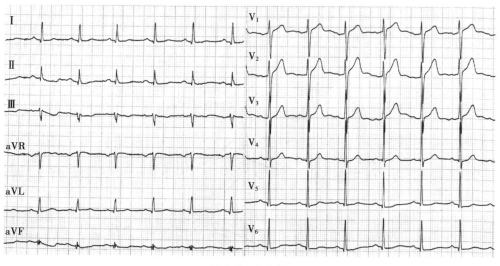

图 6-5 心电图

入院诊断：冠心病，不稳定型心绞痛；冠状动脉支架植入术后；高血压 3 级，极高危；陈旧性脑梗死。

诊治过程：入院后积极完善相关检查，心肌酶、肌钙蛋白、BNP、血气分析、凝血常规、甲状腺功能五项、免疫八项、自身抗体、风湿三项、HIV 抗体、粪便常规 + 隐血、尿液分析及左心功能均未见明显异常。反复询问病史，患者支架植入术后睡眠欠佳，自觉情绪低落，对平素喜欢事物亦不感兴趣。考虑患者存在焦虑、抑郁倾向，请心理门诊科会诊，并进行焦虑、抑郁相关量表评分，结果显示患者轻度焦虑、抑郁倾向。予以阿普唑仑、帕罗西汀等药物抗焦虑、抑郁治疗，并定期心理门诊就诊调整用药，乏力症状逐渐好转。

临床分析与决策：患者冠心病，支架植入术后乏力不适，首先需除外支架内再狭窄所致的心肌缺血、心功能不全以及他汀类药物相关肌损伤。患者无明显胸痛、胸闷不适，且心肌酶、肌钙蛋白、BNP 均未见明显异常，基本除外上述支架植入术后常见乏力原因，相关检查结果亦进一步除外贫血、肺栓塞、甲状腺功能亢进症、甲状腺功能减退症、自身免疫性疾病等可表现为乏力的疾病。经仔细询问病史后，考虑患者存在焦虑、抑郁倾向，经心理门诊确诊为轻度焦虑、抑郁倾向。遂在冠心病药物治疗基础上加用抗焦虑、抑郁药物治疗，患者症状逐渐好转。

最终诊断：冠心病，不稳定型心绞痛；冠状动脉支架植入术后；高血压 3 级，极高危；陈旧性脑梗死；焦虑、抑郁状态。

预后及随访：患者定期复诊调整药物，乏力症状逐渐缓解，精神状态逐渐好转，预后良好。

讨论：本例老年女性，冠心病病史、冠状动脉支架植入术后，以乏力为主要症状，经体格检查及相关辅助检查后，首先除外了支架内再狭窄所致的心肌缺血、心功能不全以及他汀类药物相关肌损伤等常见原因后，又进一步除外了贫血、肺栓塞、甲状腺功能亢进症、甲状腺功能减退症、自身免疫性疾病等可表现为乏力的疾病。反复询问病史，得知患者支架植入术后睡眠欠佳，自觉情绪低落，对平素喜欢事物亦不感兴趣，考虑患者存在焦虑、抑郁倾向，后经心理门诊确诊为轻度焦虑、抑郁倾向，予以抗焦虑、抑郁治疗后，患者症状明显好转。冠心病支架植入术后患者常合并焦虑、抑郁情绪，可表现为精神、情绪方面的异常，亦可以乏力、全身不适等躯体症状为主要表现，需予以抗焦虑、抑郁治疗，在临床工作中需引起注意。

（五）低钾血症所致乏力

患者男性，62 岁。

主诉：间断胸闷 1 年，加重伴乏力 10 余天。

现病史：患者 1 年前活动后出现胸闷，伴气短，无胸痛及放射痛，无心悸，无夜间阵发性呼吸困难，无咳嗽、咳痰，无恶心、呕吐，症状持续数分钟，经休息后可缓解，未予特殊诊治。此后上述症状仍间断发作，间断应用阿司匹林肠溶片、丹参片等药物治疗，症状控制可。10 余天前无明显诱因上述症状再次发作，性质同前，自觉程度较前加重，伴乏力。

既往史：高血压病史 10 年，血压最高达 180/110mmHg，近期服用复方利血平片、吲达帕胺片治疗，血压控制在 130/70mmHg 左右。发现陈旧性肺结核病史 1 年。

个人史：吸烟史数十年，已戒断 3 年。

家族史：无特殊。

体格检查：血压 130/90mmHg。神志清，自主体位，查体合作。双肺呼吸音粗，未闻及干、湿啰音。心率 68 次 /min，律齐，未闻及杂音。腹软，肝、脾肋下未触及。双下肢无水肿。

辅助检查：血常规、凝血常规、D- 二聚体、肌钙蛋白、BNP 均未见明显异常。生化全项显示钾 2.7mmol/L，尿酸 491μmol/L，TG 2.71mmol/L，高密度脂蛋白胆固醇（HDL-C）0.9mmol/L，余未见明显异常。心电图显示窦性心律，心率 72 次 /min，$V_4 \sim V_6$ 导联 ST 段压低（图 6-6）。超声心动图显示主动脉瓣硬化并少量反流，左心室舒张功能减退，左心功能未见明显异常。胸部 CT 检查显示双肺肺气肿,支气管炎;考虑左肺上叶陈旧性肺结核;右侧胸膜局部增厚并钙化。

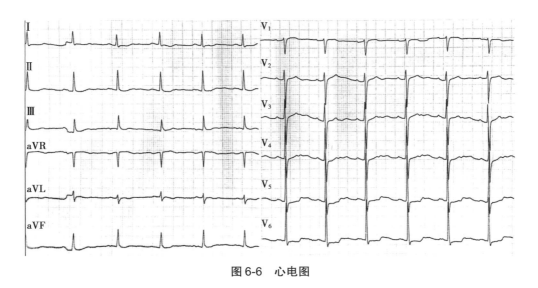

图 6-6　心电图

入院诊断:冠心病,不稳定型心绞痛;高血压;肺气肿;支气管炎;低钾血症;陈旧性肺结核。

诊治过程:患者入院后积极完善相关检查,生化全项提示患者低钾血症,且此次发作胸闷伴乏力不适,考虑乏力与低钾血症相关。追问患者近期无腹痛、腹泻,饮食正常,尿液分析正常,考虑低钾血症相关因素:①是否为应用吲达帕胺所致;②是否为原发性醛固酮增多症所致继发性高血压。积极予以补钾、抗凝、抗血小板聚集、扩血管、抗高血压等治疗。2 天后复查电解质,钾离子 3.8mmol/L,同时完善超声心动图、肺部 CT 及双肾上腺 CT,暂除外原发性醛固酮增多症所致的继发性高血压,考虑与应用吲达帕胺相关可能性大。治疗 4 天后,再次复查电解质,钾离子 4.4mmol/L;心电图显示窦性心律,心率 72 次 /min,V₄～V₆ 导联 ST 段恢复至正常基线水平,表现为大致正常心电图。患者胸闷、气短症状 10 年,存在高血压、吸烟等冠心病危险因素,口服阿司匹林肠溶片、丹参片后胸闷症状有所好转,考虑存在冠心病。行冠状动脉造影,结果显示 RCA 散在斑块,中段局限性狭窄约 50%;LAD 开口 40% 狭窄;LCX 少许斑块,未见狭窄(图 6-7)。

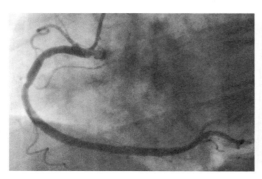
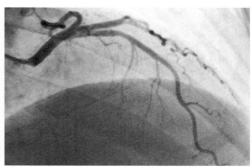

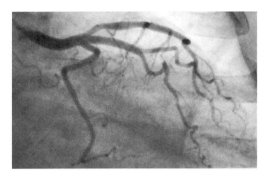

图 6-7　冠状动脉造影

　　临床分析与决策：患者乏力不适，入院后相关检查结果提示低钾血症。经积极予以补钾治疗，患者血钾升至正常水平，且相关检查亦不支持原发性醛固酮增多症、严重冠状动脉粥样硬化性疾病，同时患者有应用吲达帕胺降压史，故需注意药物相关的低钾血症所致乏力症状。

　　最终诊断：冠心病，不稳定型心绞痛；高血压；肺气肿；支气管炎；低钾血症；陈旧性肺结核。

　　预后及随访：予以补钾、抗凝、抗血小板聚集、扩血管、抗高血压等治疗后，患者胸闷、乏力症状逐渐缓解，精神状态逐渐好转，预后良好。

　　讨论：老年男性，既往高血压病史、吸烟史，间断胸闷 10 余年，加重伴乏力 10 余天入院，体格检查未见明显阳性意义的体征，实验室检查提示患者低钾血症。通过询问病史，得知患者院外应用具有利尿作用的抗高血压药吲达帕胺，且近期饮食好，无腹泻。吲达帕胺为排钾降压药物，故低钾血症可能与之相关，但患者有高血压病史，仍不能完全除外原发性醛固酮增多症相关的继发性高血压。故积极补钾的同时为患者完善双肾上腺 CT，除外原发性醛固酮增多症。经积极补钾、抗凝、抗血小板聚集、扩血管等治疗后，患者乏力及胸闷均好转，证实患者此次发作胸闷、乏力与吲达帕胺导致的低钾血症相关。故对以乏力为主诉的患者，要注意是否存在低钾血症及其相关原因。考虑此患者存在高血压、吸烟等冠心病危险因素，后续行冠状动脉造影，预后良好。

　　（六）特发性血小板增多症所致乏力
　　患者女性，62 岁。
　　主诉：间断心悸伴乏力 2 年，加重 1 天。
　　现病史：患者 2 年前无明显诱因自觉心悸，伴乏力，休息后症状缓解，不伴胸痛、胸闷及肩背部放射痛，不伴咯血、咳嗽、咳痰，不伴头晕、头痛及短暂意识丧失。入血液科治疗，考虑为血小板增多症，予以对症治疗后症状好转。1 天前再次出现上述症状，查心电图提示心房颤动。
　　既往史：特发性血小板增多症病史 2 年，否认高血压、糖尿病、脑梗死等病史。
　　个人史：无特殊。
　　家族史：无特殊。

体格检查：血压 102/62mmHg。神志清，精神可，全身皮肤黏膜无黄染及出血点，浅表淋巴结未触及肿大，头颅五官无畸形，胸廓无畸形。双肺叩诊呈清音，听诊呼吸音清，未闻及干、湿啰音。心率 143 次 /min，律不齐，各瓣膜听诊区未闻及病理性杂音。腹平，无腹壁静脉曲张，未见肠型、蠕动波，腹软，全腹无压痛及反跳痛，无肌紧张，未触及异常包块，肝、脾肋下未触及。双下肢无水肿。

辅助检查：hs-cTnI 2.59ng/ml，NT-proBNP 4 816pg/ml。血常规显示嗜酸性粒细胞绝对值 0.02×10⁹/L，淋巴细胞绝对值 0.89×10⁹/L，淋巴细胞百分比 6.7%，平均红细胞血红蛋白含量 33.9pg，平均红细胞体积 103.5fl，中性粒细胞绝对值 11.76×10⁹/L，中性粒细胞百分比 88.6%，血小板压积 0.572%，血小板计数 627×10⁹/L，白细胞计数 13.27×10⁹/L。生化全项显示 GOT 44.8U/L，CK 300U/L，CK-MB 65.5U/L，空腹血糖 6.86mmol/L，LDH 405U/L，α-HBDH 305U/L。D- 二聚体 315μg/L。心电图显示心房颤动（图 6-8）。超声心动图显示左心房扩大，室间隔肥厚，二尖瓣少量反流，左心室舒张功能减退，左心功能未见明显异常（图 6-9）。胸部 CT 检查显示双肺支气管炎、肺气肿；左肺尖软组织结节，大致同前，建议穿刺取病理；肺动脉高压，心脏增大，请结合超声心动图；右肺上叶微小结节，右肺中叶炎症；右侧乳腺钙化结节（图 6-10）。

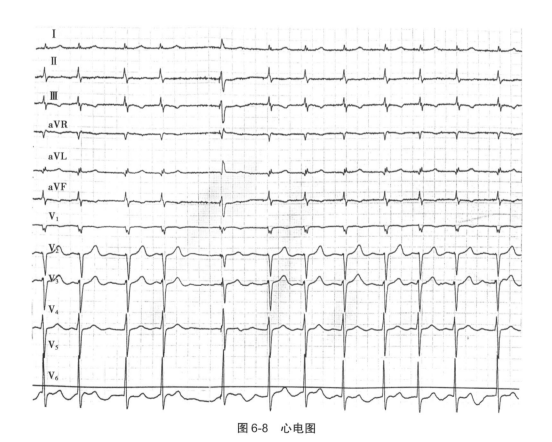

图 6-8　心电图

M型及二维超声/mm			多普勒超声			
	瓣结构	正常	项目	时相	流速/（cm·s⁻¹）	压差/mmHg
主动脉	瓣开放幅度		二尖瓣	收缩期		
	瓣环内径	20		舒张期	88	
	窦部前后径	30	三尖瓣	收缩期		
	升主动脉径	32		舒张期	63	
	弓降部		主动脉瓣	收缩期	93	
左心房	前后径	40		舒张期		
	房间隔延续	正常	肺动脉瓣	收缩期	93	
左心室	室间隔厚度	13.3		舒张期		
	运动与后壁	反向	房水平			
	室间隔延续	正常	室水平			
	舒张末期前后径	45.6	动脉水平			
	后壁厚度	8	左心室功能测定			
	心包	正常	舒张末期容积		69ml	
右心室前后径			收缩末期容积		27ml	
主肺动脉径		20	心输出量			
右肺动脉径			每搏量		42ml	
左肺动脉径			射血分数（EF）		61%	
肺动脉瓣结构		正常				
二尖瓣结构		正常				
三尖瓣结构		正常				

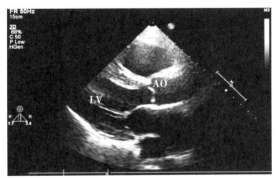
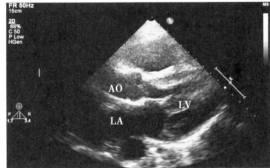
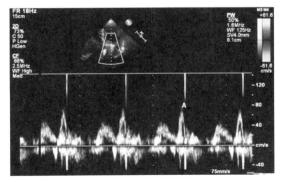

图 6-9 超声心动图

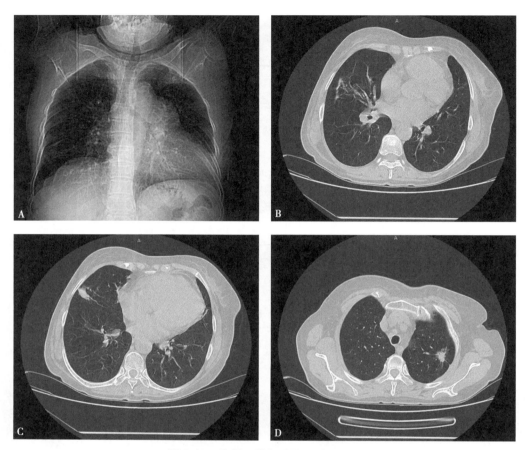

图 6-10　胸部 X 线(A)及 CT(B ~ D)

入院诊断：心律失常，心房颤动；高血压；特发性血小板增多症。

诊治过程：入院后积极完善相关检查，结合相关检查结果，患者 NT-proBNP 高于正常，考虑存在心功能不全，心悸与心房颤动所致的快心率及心功能不全相关，且 CHA_2DS_2-VASc 评分大于 2 分。经积极口服抗凝药物抗凝、控制心率、纠正心功能等治疗，患者心悸好转。患者血压尚可，波动于 110/70mmHg 左右，结合患者血常规显示血小板增多，考虑乏力与血小板增多相关，请血液科会诊后予以羟基脲治疗，乏力亦随之好转。

临床分析与决策：患者心悸及乏力症状，相关检查提示存在心房颤动及心功能不全，积极纠正快速心室率及心功能后，患者心悸症状明显好转，但患者仍存在乏力不适，结合患者血小板增多，考虑患者乏力与心房颤动、心功能不全及血小板增多均相关，予以羟基脲治疗后乏力亦随之好转，提示我们临床工作中警惕血小板增多症所致的乏力。

最终诊断：心律失常，心房颤动；高血压；心功能不全；特发性血小板增多症。

预后及随访：经抗凝、控制心率、纠正心功能不全、纠正血小板增多等治疗后，患者心悸、乏力等症状逐渐缓解，预后良好。

讨论：老年女性，既往特发性血小板增多症病史，此次主因间断心悸伴乏力 2 年、加重 1 天入院。患者入院后积极完善相关检查，并结合体格检查，考虑患者亦存在心功能不全，心悸、乏力与心房颤动所致的快心率及心功能不全相关，同时患者 CHA$_2$DS$_2$-VASc 评分大于 2分，故予以口服抗凝药物抗凝、控制心室率、纠正心功能等治疗，患者心悸症状明显好转，但仍乏力不适。结合患者特发性血小板增多症病史，以及此次入院检查显示血小板明显高于正常，考虑患者乏力与血小板增多相关，予以羟基脲治疗后乏力亦好转。故对以乏力为主诉的患者，要注意是否存在血液系统疾病。

（七）甲状腺功能减退症所致乏力

患者女性，64 岁。

主诉：间断胸闷伴乏力 6 个月。

现病史：患者 6 个月前无明显诱因出现胸闷伴乏力，持续不缓解，饱餐后或活动后症状加重，不伴胸痛及放射痛，不伴出汗，不伴咳嗽、咳痰，不伴心悸、气短。此次就诊查超声心动图提示心包积液（中等量）。

既往史：高血压病史数年，血压最高达 160/90mmHg，平素口服硝苯地平缓释片 10mg、2 次/d，血压控制尚可。脑梗死病史 6 个月，未遗留明显后遗症。

个人史：无特殊。

家族史：无特殊。

体格检查：血压 140/80mmHg。神志清，略淡漠，自主体位。双肺呼吸音粗，未闻及干、湿啰音。心率 76 次/min，律齐，心音低钝，各瓣膜听诊区未闻及病理性杂音，心前区未触及震颤。腹软，无压痛及反跳痛，肝、脾肋下未触及。双下肢轻度凹陷性水肿。

辅助检查：血常规、凝血常规、BNP、肌钙蛋白、免疫八项、HIV 抗体均未见明显异常。生化全项显示血清淀粉酶 112U/L，CK 277U/L，LDH 333U/L，α-HBDH 266U/L，TC 5.78mmol/L，HDL-C 1.12mmol/L，TG 1.50mmol/L。甲状腺功能显示抗甲状腺球蛋白抗体 4 000U/ml，甲状腺过氧化物酶抗体 361.8U/ml，游离三碘甲状腺原氨酸 2.31pmol/L，游离甲状腺素 2.32pmol/L，促甲状腺激素 100.0μIU/ml。心电图显示窦性心律，广泛导联 ST-T 异常（图 6-11）。胸部 CT 检查显示支气管炎，两肺散在少许条索；冠状动脉壁钙化，心包积液；左心室壁低密度影，心肌梗死后遗改变？请结合临床；气管前淋巴管囊肿？心包上隐窝积液？肝脏多发囊肿（图 6-12）。甲状腺及颈部淋巴结彩超显示颈部多切面探查，甲状腺表面光滑，包膜完整，形态、大小正常，左侧叶 30mm×12mm×12mm，右侧叶 38mm×15mm×16mm，峡部厚 2.3mm，实质回声不均匀减低，光点增粗；彩色多普勒血流显像（CDFI）显示其内血流信号轻度增多；双侧颈部可见数个低回声结节，大者大小分别为右侧 14mm×4mm、左侧 18mm×4mm，边界清，形态规则，内可见髓核样高回声。结论：甲状腺实质弥漫性病变，双侧颈部淋巴结可见（图 6-13）。

入院诊断：心包积液原因待查，冠心病？甲状腺功能减退症？心功能不全？肿瘤？自身免疫性疾病？高血压；陈旧性脑梗死。

诊治过程：患者入院后积极完善相关检查，结合相关结果，请内分泌科会诊，考虑原发性甲状腺功能减退症，甲状腺功能减退性心脏病，心包积液，建议转内分泌科进一步治疗。向患者及家属交代内分泌科会诊意见后，患者及家属表示同意转内分泌科治疗，后转内分泌科进一步就诊。

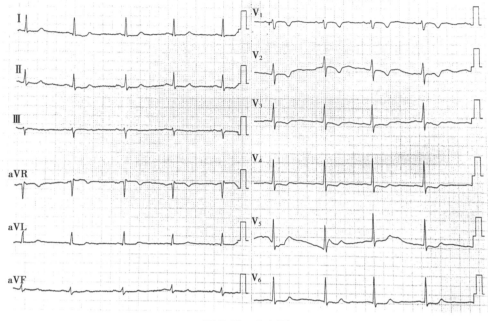

图 6-11　心电图

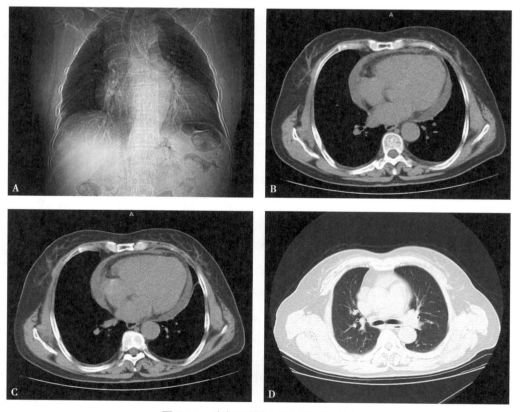

图 6-12　胸部 X 线（A）及 CT（B～D）

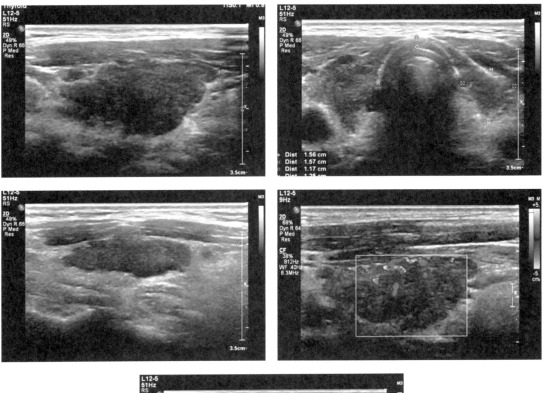

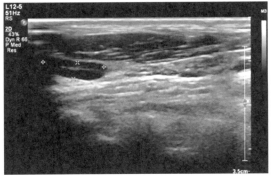

图 6-13 甲状腺及颈部淋巴结彩超

临床分析与决策：患者胸闷、乏力症状，相关检查提示心包积液，入院后相关检查暂不支持心功能不全、低蛋白血症等诊断，甲状腺功能及甲状腺超声检查提示甲状腺功能减退症，提示我们需注意原发性甲状腺功能减退症所致的乏力症状及心血管并发症。

最终诊断：原发性甲状腺功能减退症；甲状腺功能减退性心脏病；心包积液；高血压；陈旧性脑梗死。

预后及随访：予以纠正甲状腺功能减退治疗后，患者胸闷、乏力好转，出院后口服左甲状腺素钠，预后良好。

讨论：老年女性，既往高血压、陈旧性脑梗死病史，主因间断胸闷伴乏力 6 个月入院，门诊超声心动图提示中等量胸腔积液，以心包积液原因待查收入院。查体发现患者神志稍淡漠，心音低钝，双下肢轻度凹陷性水肿等阳性体征，但辅助检查显示 BNP 未见明显异常，结合患者门诊超声心动图显示左心室收缩功能未见明显异常,故暂除外心功能不全;自身抗体亦未见明显异常,故暂除外自身免疫性疾病。患者乏力,且神志稍淡漠,双下肢轻度凹陷性水肿,提示甲状腺功能减退症可能,故完善甲状腺功能检查,明确诊断,后继续完善甲状腺超声,结果亦支持甲状腺功能减退所致的结构改变。故考虑患者胸闷及乏力为甲状腺功能减退症所致。后转入内分泌科经专科治疗甲状腺功能减退症后,患者胸闷及乏力症状明显好转,证实患者此次发作胸闷及乏力与甲状腺功能减退症相关。故对以乏力为主诉的患者,要仔细查体,注意是否存在甲状腺功能减退症。

(肖 娜 于 恺)

第七章　咳嗽

 定义

咳嗽是一种呼吸道常见症状,由于气管、支气管黏膜或胸膜受炎症、异物、物理或化学性刺激引起。咳嗽的动作首先是快速、短促吸气,膈下降,声门迅速关闭,随即呼气肌与腹肌快速收缩,使肺内压快速升高;然后声门突然开放,肺内高压气流喷射而出,冲击声门裂隙而发出咳嗽动作及特别声响,呼吸道内分泌物或异物等随之排出。

咳嗽是机体的防御性神经反射,有利于清除呼吸道分泌物和有害因子,但频繁剧烈的咳嗽会对患者的工作、生活和社会活动造成严重影响。

发病机制与常见病因

(一)发病机制

咳嗽是由于延髓咳嗽中枢受刺激引起的。来自呼吸系统及呼吸系统以外的器官(如脑、耳、内脏)等感受区的刺激传入延髓咳嗽中枢,该中枢再将冲动传向运动神经,即喉下神经、膈神经和脊髓神经,分别引起咽肌、膈肌和其他呼吸肌的运动来完成咳嗽动作。

非自主咳嗽反射由完整的咳嗽反射弧参与完成。咳嗽反射弧由咳嗽外周感受器、迷走传入神经、咳嗽高级中枢、传出神经及效应器(膈肌,喉,胸部和腹肌群等)构成。刺激支配气管、肺的 C 纤维以及对机械、酸敏感的有髓机械受体(Aδ 纤维),能够直接诱发咳嗽。此外,分布于上气道、咽喉、食管的迷走神经受到刺激亦可能导致咳嗽的发生。咳嗽受延髓咳嗽中枢控制,大脑皮层对此具有调节作用。

咳嗽高敏感性是慢性咳嗽重要的病理生理机制,其机制与瞬时受体电位(transient receptor potential,TRP)通路如瞬时受体电位香草酸亚型 1(transient receptor potential family vanilloid subtype1,TRPV1)和瞬时受体电位锚蛋白 1(transient receptor potential ankyrin 1,TRPA1)激活、气道炎症、神经通路及咳嗽中枢的易化有关。

(二)常见病因

咳嗽通常按时间分为 3 类:急性咳嗽、亚急性咳嗽和慢性咳嗽。急性咳嗽病程<3 周,亚急性咳嗽病程为 3~8 周,慢性咳嗽病程>8 周。慢性咳嗽病因较多,通常根据胸部 X 线检查有无异常分为两类:一类为胸部 X 线片有明确病变者,如肺炎、肺结核、支气管肺癌等;另一类为胸部 X 线片无明显异常,以咳嗽为主要或唯一症状者,即通常所说的慢性咳嗽。咳嗽按性质又可分为干咳与湿咳,建议以每日痰量>10ml作为湿咳的标准。咳嗽的常见病因如下。

1. 呼吸道疾病　从鼻咽部至小支气管的各呼吸道黏膜受到刺激时,均可引起咳嗽。各种物理(包括异物)、化学、过敏因素对气管、支气管的刺激,以及肺部细菌、结核分枝杆菌、真菌、病毒、支原体或寄生虫感染,均可以引起咳嗽,如咽喉炎、喉结核、喉癌等可引起干咳,气管-支气管炎、支气管扩张、支气管哮喘、支气管内膜结核及肺部肿瘤等可引起咳嗽及咳痰。呼吸道感染是咳嗽、咳痰最常见的原因。

2. 胸膜疾病　胸膜炎、胸膜间皮瘤或胸膜受到刺激(如自发性或外伤性气胸、血胸、胸膜腔穿刺)等均可引起咳嗽。

3. 心血管疾病　当二尖瓣狭窄或左心衰竭引起肺动脉高压、肺淤血、肺水肿,或因右心及体循环静脉栓子脱落,或羊水、气栓、癌栓引起肺栓塞时,肺泡和支气管内漏出物或渗出物刺激肺泡壁及支气管黏膜,引起咳嗽。

4. 中枢神经因素　大脑皮质发出冲动传至延髓咳嗽中枢可引起咳嗽,因此人在生理状态下可随意引起咳嗽或抑制咳嗽,脑炎及脑膜炎等病理状态下也可引起咳嗽。

5. 胃食管反流病　由抗反流机制减弱,反流物的刺激和损伤所致。少数患者以咳嗽和哮喘为首发或主要症状,个别患者可因反流物吸入气道,引起吸入性肺炎,甚至肺间质纤维化。

🩺 问诊要点

1. 发病年龄,咳嗽时间长短和节律　是急性还是慢性,是突发还是渐进,昼夜有无差异,与季节是否相关。

2. 咳嗽的程度、音色及影响因素　程度是轻是重,音调高低,异味刺激是否加重,是否伴有气喘、胸闷和发热。

3. 咳嗽是否伴有咳痰。

4. 有无特殊职业史和接触史　是否有职业粉尘、细颗粒物、有毒化学物质、鸟粪及动物接触史。

5. 是否吸烟。

6. 有无特殊用药史　注意由药物不良反应引起的咳嗽,如血管紧张素转化酶抑制剂(ACEI)可引起咳嗽。

💧 诊断与鉴别诊断

通过仔细询问病史和体格检查,能缩小咳嗽的诊断范围,提供病因诊断线索,甚至得出初步诊断并进行经验性治疗,或根据病史提供的线索选择有关检查,从而能更快地明确病因诊断。

(一)急性咳嗽

1. 普通感冒　病毒感染是感冒的主要病因。感冒诊断主要依靠病史与体格检查。临床表现除咳嗽外,还伴有其他上呼吸道相关症状,如流涕、喷嚏、鼻塞和鼻后滴漏感、咽喉刺激感或不适,可伴发热,全身症状少见。普通感冒的咳嗽常与鼻后滴漏有关。

2. 急性气管-支气管炎　是由于生物性或非生物性因素引起的气管-支气管黏膜的急

性炎症。病毒感染是最常见的病因,鼻病毒和流行性感冒病毒多见,少部分可由细菌感染引起,冷空气、粉尘及刺激性气体也可引起此病。起病初期常有上呼吸道感染症状,随后咳嗽可渐加剧,伴或不伴咳痰,伴细菌感染者常咳黄脓痰。X 线检查无明显异常或仅有肺纹理增多。大部分患者呈自限性。

(二)亚急性咳嗽

在处理亚急性咳嗽时,首先要明确咳嗽是否继发于先前的呼吸道感染,并进行经验性治疗。治疗无效者,再考虑其他病因,并参考慢性咳嗽诊断流程进行诊治。单纯依靠感冒或上呼吸道感染的病史和患者的咳嗽症状诊断感染后咳嗽可能会造成嗜酸性粒细胞性支气管炎(eosinophilic bronchitis,EB)、咳嗽变异性哮喘(cough variant asthma,CVA)的漏诊,建议有条件时应进行支气管激发试验和诱导痰细胞学检查。一些所谓"顽固性感染后咳嗽"可能为 EB、CVA 和胃食管反流性咳嗽(gastroesophageal reflux cough,GERC)。

(三)慢性咳嗽

1. 鼻后滴漏综合征(postnasal drip syndrome,PNDS) 由于鼻部疾病引起分泌物倒流鼻后和咽喉等部位,直接或间接刺激咳嗽感受器,导致以咳嗽为主要表现的临床综合征。其基础疾病以鼻炎、鼻窦炎为主,除咳嗽、咳痰外,可表现为鼻塞、鼻腔分泌物增加、频繁清嗓、咽后黏液附着及鼻后滴漏感。

2. CVA CVA 是哮喘的一种特殊类型,咳嗽是其唯一或主要临床表现,无明显喘息、气促等症状或体征,但存在气道高反应性。CVA 是慢性咳嗽的最常见病因,主要表现为刺激性干咳,通常咳嗽比较剧烈,夜间及凌晨咳嗽为其重要特征。感冒、冷空气、灰尘及油烟等容易诱发或加重咳嗽。支气管激发试验阳性,或呼气流量峰值(peak expiratory flow,PEF)平均变异率>10%,或支气管舒张试验阳性。抗哮喘治疗有效。

3. EB 是慢性咳嗽的常见病因,占慢性咳嗽的 13%~22%,其临床特征如下:①慢性咳嗽,表现为刺激性干咳或伴少量黏痰;②胸部 X 线片正常;③肺通气功能正常,无气道高反应性,PEF 平均变异率正常;④痰细胞学检查显示嗜酸性粒细胞比例>2.5%;⑤排除其他嗜酸性粒细胞增多性疾病;⑥口服或吸入糖皮质激素有效。

4. ACEI 和其他药物诱发的咳嗽 咳嗽是 ACEI 类抗高血压药的常见不良反应,发生率为 5%~25%。ACEI 引起咳嗽的独立危险因素包括吸烟史、ACEI 引起咳嗽的既往史。停用 ACEI 后咳嗽缓解可以确诊,通常停药 1~4 周后咳嗽消失或明显减轻。对于既往出现过或现在有可能是 ACEI 相关咳嗽的患者,可用血管紧张素Ⅱ受体阻滞剂(ARB)替代 ACEI 类药物治疗原发病。

除了 ACEI 外,亦有 β 受体阻滞剂、辛伐他汀、奥美拉唑等可引起咳嗽的个案报道。

5. 心功能不全 ①心血管疾病二尖瓣狭窄或其他原因所致左心衰竭引起肺淤血或肺水肿时,因肺泡及支气管内有浆液性或血性渗出物,可引起咳嗽。咳嗽常持久,多在夜间平卧时或活动后加剧,体检发现两侧肺底弥漫性中、小湿啰音。②右心或体循环静脉栓子脱落造成肺栓塞时也可引起咳嗽。③主动脉瘤、增大的左心房和扩大的肺动脉压迫气管、支气管亦可引起咳嗽。④心血管疾病合并其他导致咳嗽的疾病,如合并感冒后咳嗽,合并慢性鼻炎、慢性咽喉炎等,合并支气管炎、支气管肺炎、COPD 等感染性疾病,合并胃食管反流病，合并尿毒症，尿毒症胸部 X 线片可呈"蝴蝶状"或者"蝙蝠翼状"。

诊疗流程

1. 急性咳嗽　普通感冒是急性咳嗽最常见的病因，其他病因包括急性支气管炎、急性鼻窦炎、过敏性鼻炎、慢性支气管炎急性发作、支气管哮喘（简称哮喘）等。

2. 亚急性咳嗽　最常见原因是感冒后咳嗽（又称感染后咳嗽）、细菌性鼻窦炎、哮喘等。

3. 慢性咳嗽　其病因诊断应遵循以下几条原则：①重视病史；②根据病史选择有关检查，由简单到复杂；③先考虑常见病，后考虑少见病；④诊断和治疗两者应同步或顺序进行；⑤治疗有效是明确病因诊断的前提；⑥治疗无效时应评估是否诊断错误，治疗力度和时间是否充足（图 7-1）。

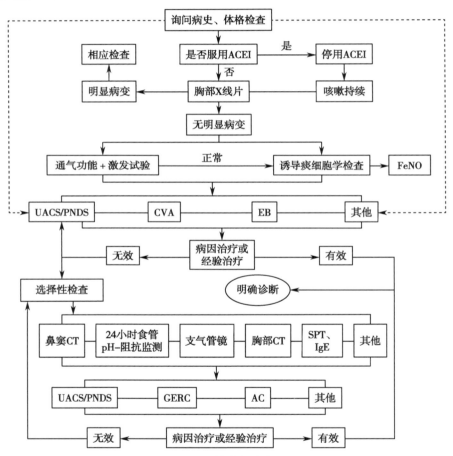

图 7-1　慢性咳嗽诊疗流程

① ACEI，血管紧张素转化酶抑制剂；FeNO，呼出气一氧化氮；UACS，上气道咳嗽综合征；PNDS，鼻后滴漏综合征；CVA，咳嗽变异性哮喘；EB，嗜酸性粒细胞性支气管炎；SPT，过敏原皮肤点刺试验；IgE，免疫球蛋白 E；GERC，胃食管反流性咳嗽；AC，变应性咳嗽。②虚线表示，对于经济条件受限或普通基层医院的患者，可根据病史和咳嗽相关症状进行经验性治疗。如果经验治疗无效，则应及时到有条件的医院进行检查诊断，以免延误病情。③ PEF 平均变异率>10%，或支气管舒张试验阳性亦可作为诊断标准。FeNO 检查不可作为病因的确诊依据，但可以作为嗜酸性粒细胞性炎症相关咳嗽的参考指标。

典型病例

（一）以咳嗽为主要临床表现的心力衰竭

患者女性，80 岁。

主诉：咳嗽 3 天。

现病史：患者 3 天前无明显诱因出现咳嗽，无咳痰，无咯血，咳嗽前未闻及异味，咳嗽数声后自行缓解，3 天来上述症状反复发作，夜间平卧后加重，坐起后减轻。

既往史：高血压病史 20 年，血压最高达 180/100mg，平素口服硝苯地平缓释片 20mg、2 次 /d 控制血压。

个人史：无吸烟、饮酒史，无过敏史。

家族史：否认有遗传疾病史，家族中无同病患者。

体格检查：患者体形偏瘦，体重指数 17.5kg/m²，血压 105/60mmHg。心率 80 次 /min，心律绝对不齐，第一心音强弱不等。右肺下野可闻及少许湿啰音。

辅助检查：超声心动图显示左心扩大，LVEF 35%（图 7-2）；心电图显示心房颤动（图 7-3）；实验室检查显示 NT-proBNP 7 865pg/ml。

入院诊断：高血压；高血压心脏病；心功能不全；心律失常，心房颤动。

诊治过程、临床分析与决策：患者入院诊断为高血压、高血压心脏病、心功能不全、心律失常、心房颤动，咳嗽症状反复发作，夜间平卧后加重，坐起后减轻，考虑咳嗽可能与心功能不全相关。经积极予以改善心功能治疗后，咳嗽症状明显好转。

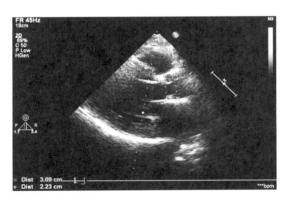
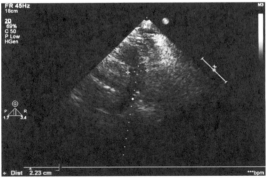
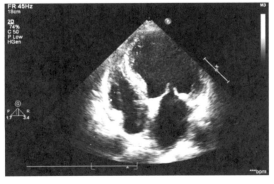

M型及二维超声/mm			多普勒超声			
	瓣结构	正常	项目	时相	流速/（cm·s⁻¹）	压差/mmHg
主动脉	瓣开放幅度		二尖瓣	收缩期		
	瓣环内径	22		舒张期	50	
	窦部前后径	31	三尖瓣	收缩期	200	
	升主动脉径	32		舒张期	45	
	弓降部		主动脉瓣	收缩期	118	
左心房	前后径	40		舒张期		
	房间隔延续	正常	肺动脉瓣	收缩期	68	
左心室	室间隔厚度	12		舒张期		
	运动与后壁	反向	房水平			
	室间隔延续	正常	室水平			
	舒张末期前后径	62	动脉水平			
	后壁厚度	11	左心室功能测定			
	心包	正常	舒张末期容积		161ml	
右心室前后径			收缩末期容积		105ml	
主肺动脉径		22	心输出量			
右肺动脉径			每搏量		56ml	
左肺动脉径			射血分数（EF）		35%	
肺动脉瓣结构		正常				
二尖瓣结构		钙化				
三尖瓣结构		正常				

图 7-2　超声心动图

心脏方位正常，左心增大，右房室腔径线均在正常范围之内，升主动脉及主肺动脉不宽，室间隔增厚，左心室后壁不厚，左心室壁运动幅度弥漫性减低，以下壁、后壁为著。二尖瓣后叶瓣环增厚，回声增强，余各瓣膜结构及活动未见异常，房室间隔回声连续，心包腔内未见异常回声。

彩色多普勒及 Doppler 探测：二尖瓣舒张期血流频谱 A 峰>E 峰，二尖瓣、三尖瓣收缩期可见少量反流，主动脉瓣微量反流，余心内及大血管血流未见明显异常。

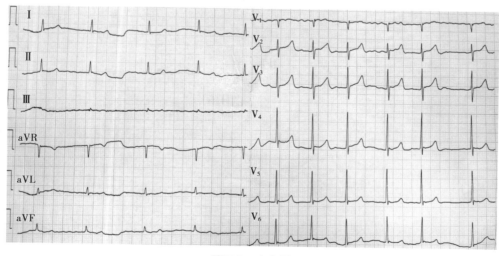

图 7-3　心电图

最终诊断：高血压；高血压心脏病；心功能不全；心律失常，心房颤动。

预后及随访：出院后电话及门诊随访 6 个月，患者出院后按时服用药物，并逐渐调整利尿剂用量、ACEI 及 β 受体阻滞剂剂量。

讨论：患者老年女性，既往无支气管炎、肺气肿等可导致慢性咳嗽的基础疾病，此次主因间断咳嗽入院，无咳痰及咯血，可自行缓解，夜间平卧位时明显，坐起后减轻。后查体发现心律绝对不齐，第一心音强弱不等，听诊右肺下野可闻及少许湿啰音；辅助检查提示左心扩大，BNP 明显升高。考虑为心功能不全所致咳嗽。经积极予以利尿等治疗后，患者咳嗽明显减轻。该病例提示我们，在临床工作中遇到以咳嗽为主诉的患者时，除外肺部疾病时，要警惕是否存在心力衰竭的情况。心力衰竭引起的咳嗽有以下几个特点：频繁的干咳，伴有胸闷、气喘；活动或劳累后，咳嗽气喘症状加重；处于平卧位时症状较重，坐位或立位时症状缓解，并常在夜间发作。

（二）应用 ACEI 后出现明显咳嗽

患者女性，63 岁。

主诉：间断头晕 5 年，加重 1 天。

现病史：患者 5 年前劳累后出现头晕，伴恶心，伴双上肢麻木感，无胸痛，无胸闷及气短，无晕厥，当时测血压 180/110mmHg，后就诊于当地医院，予以降压治疗后症状好转。后间断应用硝苯地平缓释片等药物治疗，未正规监测血压，但自觉无明显症状。1 天前情绪激动后再次发作，为行进一步诊治入院。

既往史：否认糖尿病、冠心病、脑血管疾病病史。

个人史：否认烟、酒嗜好，否认食物、药物过敏史，否认疫区居住史。

家族史：否认冠心病、糖尿病等家族史，家族中无同类疾病患者。

体格检查：体温 36.5℃，血压 170/100mmHg。呼吸 18 次 /min，双肺底呼吸音清，未闻及干、湿啰音。心率 90 次 /min，律齐，各瓣膜听诊区未闻及病理性杂音。腹软，肝、脾肋下未触及。双下肢无水肿。

辅助检查：实验室检查，血常规、肝功能、肾功能、尿常规、血浆肾素活性测定均未见明显异常。心电图显示 $V_5 \sim V_6$ 导联 ST 段略压低，T 波双向、倒置（图 7-4）。超声心动图显示左心扩大，左心室舒张功能减低，左心功能未见明显异常。

入院诊断：高血压 3 级，极高危。

诊治过程、临床分析与决策：结合患者血压水平，予以培哚普利 4mg、1 次 /d，氨氯地平5mg、1 次 /d 口服治疗。用药第 2 天，患者诉咳嗽不适，为干咳，用药后明显。考虑患者咳嗽系培哚普利所致，停药后咳嗽缓解，后改为氯沙坦 40mg、1 次 /d 口服，患者血压控制可，且未再诉咳嗽不适。

最终诊断：高血压 3 级，极高危。

预后及随访：出院后电话及门诊随访 6 个月，患者未再出现咳嗽。

讨论：该病例系老年女性、高血压患者，既往未应用过 ACEI 类药物控制血压，入院后予以培哚普利后即出现咳嗽症状，且为干咳，用药后症状明显。ACEI 类药物是治疗高血压常用的一类药物，但该类药物的不良反应之一就是引起咳嗽，可引起缓激肽的增加而造成干咳,部分患者服用后可出现刺激性干咳、咽喉燥痒,可伴有咽干、咽痒、胸闷,夜间及平卧后加重。所以,当应用ACEI类药物的患者出现咳嗽,且以干咳为主时,需警惕ACEI类药物咳嗽的不良反应。

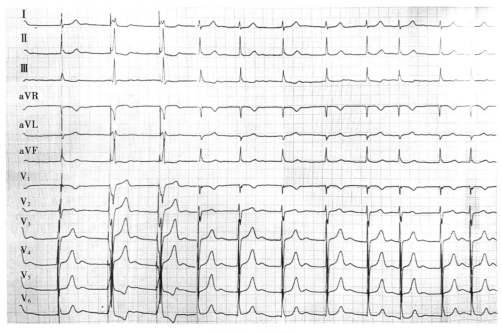

图7-4　心电图

（三）肺栓塞导致咳嗽

患者女性,62岁。

主诉:咳嗽、气促伴胸闷3天。

现病史:3天前患者无明显诱因出现咳嗽、胸闷、气促、腰痛,高枕卧位,咳血丝痰,休息后减轻,轻度活动即明显加重,无胸痛、腹痛,当地医院静脉滴注抗生素（具体不详）无效,症状逐渐加重。

既往史:既往高血压病史10余年,血压最高达180/100mmHg,平素口服硝苯地平缓释片20mg、2次/d控制血压。COPD病史,无发热及其他病史,无食物、药物过敏史。

个人史:吸烟史30余年,20~40支/d,戒烟数年。

体格检查:平卧位,口唇轻度发绀,颈静脉充盈,血压110/70mmHg。呼吸23次/min,双肺底可闻及少量啰音。心率90次/min,未闻及杂音。双下肢轻度凹陷性水肿。

辅助检查:实验室检查,血常规显示白细胞计数$10.9×10^9$/L,中性粒细胞百分比78.5%,cTnI 0.91μg/L,BNP 893pg/ml,D-二聚体>5 000μg/L;血气分析显示pH 7.46,PaO_2 60mmHg,$PaCO_2$ 36mmHg。心电图显示窦性心律,伴频发房性期前收缩(图7-5)。

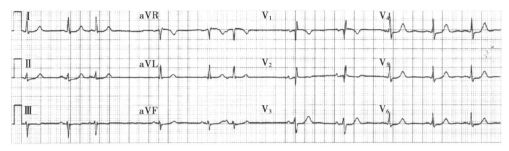

图 7-5　心电图

入院诊断：肺栓塞；高血压 3 级，极高危；COPD。

诊治过程、临床分析与决策：患者于当地医院诊治，诊断为 COPD 急性发作期，予以祛痰、平喘、抗生素静脉滴注效果不佳，症状未明显缓解。入院后完善相关检查，血气分析显示 pH 7.46、PaO_2 60mmHg、$PaCO_2$ 36mmHg，且 D- 二聚体明显升高，考虑肺栓塞不能除外，完善肺动脉 CTA，提示右肺动脉主干栓塞（图 7-6），予以低分子量肝素并重叠华法林抗凝，患者症状好转后出院。

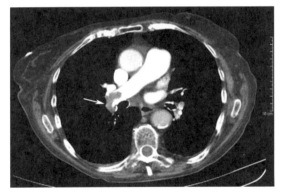

图 7-6　肺动脉 CTA

最终诊断：肺动脉栓塞；高血压 3 级，极高危；COPD。

预后及随访：出院后继续口服华法林，半年后复查肺动脉 CTA 未见异常。

讨论：肺栓塞可以表现为呼吸困难、胸痛、咯血等多种临床症状，由于临床症状和体征多样，诊断难度较大。本例患者因为有 COPD 病史，出现咳嗽、呼吸困难等症状时，容易被误诊为 COPD 急性发作。而血气分析、D- 二聚体检测有助于诊断，应该考虑到肺栓塞。肺动脉 CTA 是目前诊断肺栓塞最为常用的影像学手段。我们需要详细询问病史，找出不符之处，结合其他化验及检查全面了解病情。

（四）肺癌导致咳嗽

患者男性，60 岁。

主诉：咳嗽半年、加重 1 周。

现病史：患者近半年经常出现咳嗽、咳白痰，感冒后症状加重，近1周咳嗽明显，并出现痰中带血丝，不伴胸闷、胸痛及肩背部放射痛，不伴明显咯血，无发热、呼吸困难等。近半年不明原因体重下降约5kg。

既往史：既往高血压病史1余年，血压最高达180/90mmHg，口服氨氯地平5mg、1次/d，厄贝沙坦氢氯噻嗪片150mg/12.5mg、1次/d控制血压，控制可。无发热等其他病史及食物、药物过敏史。

个人史：吸烟25年，20支/d。

家族史：否认有遗传疾病史，家族中无同病患者。

体格检查：神清，精神可，血压130/70mmHg。双肺呼吸音清。心率71次/min，律齐，心音可，未闻及杂音。腹软，肝、脾肋下未及。无双下肢水肿。

辅助检查：实验室检查显示癌胚抗原（carcino-embryonic antigen，CEA）26ng/ml。肺部CT检查显示左肺周围型肺癌（图7-7）。

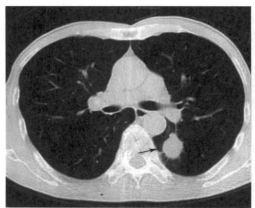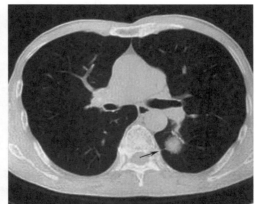

图7-7 胸部CT

入院诊断：咳嗽原因待查；高血压3级，极高危。

诊治过程、临床分析与决策：患者老年男性，因咳嗽伴体重明显下降入院，平时口服ARB类抗高血压药，该药物有可能导致咳嗽，但多为刺激性干咳，且不会导致体重下降。实验室检查提示CEA 26ng/ml，明显异常，行胸部CT提示左肺周围型肺癌（图7-7），转入胸外科后，患者接受手术及专科化疗，症状好转后出院。

最终诊断：肺癌；高血压3级，极高危。

预后及随访：患者转入胸外科行手术及术后化疗，6个月电话随访症状消失。

讨论：咳嗽是肺癌的早期症状之一。由于肿瘤生长部位、方式和速度的不同，咳嗽的表现不尽相同。患者有长期大量吸烟史，且出现持续性无痰或者少痰的刺激性咳嗽、痰中带血或者咯血、气短或者喘鸣、发热且抗生素治疗效果不佳、体重下降等情况时，尤其是中老年患者，需要警惕肺癌的发生。

参考文献

[1] 万学红,陈红. 临床诊断学[M]. 3 版. 北京:人民卫生出版社,2015.

[2] 中华医学会呼吸病学分会哮喘学组. 咳嗽的诊断与治疗指南(2015)[J]. 中华结核和呼吸杂志,2016,39(5):323-354.

[3] 邝贺龄,胡品津. 内科疾病鉴别诊断学[M]. 5 版. 北京:人民卫生出版社,2006.

（马占锋　王　宁）

第八章　咯血

定义

咯血是指喉及喉部以下的呼吸道或肺组织任何部位出血,并经口腔排出的过程。咯血是临床上较常见的临床症状,可由气管/支气管/肺疾病、心血管疾病、某些恶性肿瘤的转移、全身性疾病、血液病等引起,故病因较多,也较易被忽略。另外,应与口腔、咽、鼻出血以及呕血相鉴别。

发病机制与常见病因

(一)发病机制

最常见的因素是由于天气干燥或剧烈咳嗽导致鼻咽喉部少量出血及牙龈出血引起咯血。炎症、肺动脉压力升高、外源性损伤导致肺及肺部血管破裂、凝血功能障碍、机体功能错乱导致血液异常出现及分布均可引起咯血。

(二)常见病因

1. 生理性　各种偶然因素导致的口腔、咽喉、鼻腔、气管黏膜出血,都会引起生理性咯血的发生。

2. 呼吸系统疾病　如肺结核、支气管扩张、支气管炎、肺脓肿、肺癌、肺炎、肺吸虫病、肺阿米巴病、肺包虫病、肺真菌病、肺囊虫病、支气管结石、肺部转移性肿瘤、肺腺瘤、矽肺等。

3. 循环系统疾病　常见的有肺栓塞、风湿性心脏病二尖瓣狭窄、高血压心脏病、肺动脉高压、主动脉瘤、肺淤血、先天性心脏病及肺动静脉瘘等。

4. 外伤　胸部挫伤、肋骨骨折、枪弹伤、爆炸伤和医疗操作(如胸腔或肺穿刺、活检、支气管镜检查等)也偶可引起咯血。

5. 全身出血性倾向性疾病　白血病、血友病、再生障碍性贫血、肺出血型钩端螺旋体病、流行性出血热、肺型鼠疫、血小板减少性紫癜、弥散性血管内凝血、慢性肾功能衰竭、尿毒症等。

6. 其他　替代性月经(不从阴道出血)、氧中毒、肺出血肾炎综合征、内脏易位综合征等。

问诊要点

1. 症状描述 详细描述咯血的情况,包括出血量、出血频率、血液颜色(鲜红、暗红等)、伴随的症状(如咳嗽、呼吸困难等)。

2. 既往病史 医生需要了解患者的既往病史,包括是否有呼吸道感染、肺部疾病、心血管疾病等。

3. 药物史 咯血可能与某些药物使用相关,如抗凝药物、非甾体抗炎药等。医生需要了解患者正在使用的药物。

4. 生活方式 询问患者的吸烟史、饮酒史以及工作环境(是否暴露于有害气体或化学物质中)。

5. 身体检查 医生可能会进行一些身体检查,包括听诊肺部,观察口腔、鼻腔和咽喉等。

6. 影像学检查 医生可能会要求做 X 线、CT 扫描等检查,以帮助确定出血的原因。

7. 血液检查 可能需要进行血液检查,如红细胞计数、凝血功能等。

8. 其他检查 根据具体情况,可能需要进行支气管镜检查、纤维支气管镜检查等。

 诊断与鉴别诊断

(一)肺淤血

常见于风湿性二尖瓣狭窄患者,且多发生在较严重的瓣口狭窄的慢性充血期,也可见于急性左心衰竭、复张后肺水肿、高原性肺水肿,多表现为痰中带血丝,小量咯血或咳出粉红色泡沫样痰。

(二)肺血栓栓塞症(PE)

多继发于右心房内或者体循环深静脉血栓形成,偶可见于肺动脉炎、感染性心内膜炎,是以各种栓子阻塞动脉系统为其发病原因的一组疾病;血液淤滞使肺组织水肿,肺泡壁或支气管内膜毛细血管破裂,支气管黏膜下层支气管静脉曲张破裂,血液进入肺泡或支气管,最后经气管咳出(咯血以少量为主,大量少见)。

(三)肺动脉高压

依据病理表现、血流动力学特征以及临床诊治策略,将肺动脉高压分为五大类:①动脉性肺动脉高压;②左心疾病所致肺动脉高压;③缺氧和 / 或肺部疾病引起的肺动脉高压;④慢性血栓栓塞性肺动脉高压;⑤多种机制和 / 或不明机制引起的肺动脉高压,会因肺毛细血管前微血管瘤破裂导致咯血,咯血量通常较少,有时也可因为大咯血而死亡。

(四)肺动静脉瘘

为先天性肺血管畸形,也可为获得性的,临床罕见。血管扩大、迂曲或形成海绵状血管瘤,肺动脉血液不经过肺泡直接流入肺静脉,肺动脉与静脉直接相通形成短路(可有间歇小量咯血)。

（五）其他

1. 侧肺动脉发育不全 本病少见，患者大多有不同程度的咳嗽、咳痰、痰中带血。

2. 高血压 在恶性或急进型高血压，由于血压持续增高时，可引起肺毛细血管破裂而出现咯血，也可由于并发急性肺水肿而咳粉红色泡沫样痰。

3. 先天性心脏病 某些有血液分流的先天性心脏病如房间隔缺损、室间隔缺损、艾森门格综合征等，均可伴有显著的肺动脉高压，由此引起咯血。

诊疗流程

咯血的诊疗流程通常包括以下步骤：

1. 如果出现咯血情况，应尽快就医。

2. 可以选择就近的急诊科、内科、呼吸内科或胸外科等相关科室。

3. 医生会进行初步评估，包括询问病史和症状描述，如咯血的颜色、量、频率，以及伴随的其他症状。

4. 详细了解患者的既往病史、药物史、吸烟史、工作环境等。

5. 身体检查，包括听诊肺部，观察口腔、鼻腔和咽喉等，以寻找可能的异常体征。

6. 根据病史、体格检查和各项检查结果，医生会作出初步诊断，并制定相应的治疗方案。

7. 措施可能包括药物治疗、手术治疗、放射治疗、化学治疗等，具体取决于病因和病情严重程度（图 8-1）。

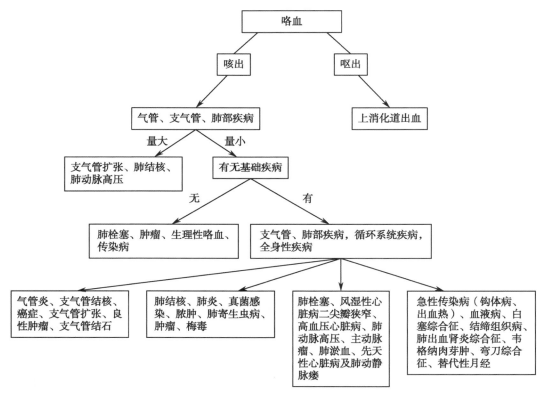

图 8-1 咯血诊疗流程

典型病例

（一）以咯血为主要表现的肺栓塞

患者男性，62 岁。

主诉：间断胸闷憋气、咯血 2 个月。

现病史：患者 2 个月前在某医院行植皮手术提示右下肢深静脉血栓形成，伴胸闷、憋气感，呼吸困难，并偶有咳嗽、咯血，痰中带血，无胸痛。肺部 CT 检查显示右下肺高密度影。嘱其静卧，予以低分子量肝素治疗后出现发热，体温最高达 38.5℃，予以治疗后体温下降，但仍有胸闷、憋气、咯血。患者植皮手术完成后，入我院进一步治疗。

既往史：皮肤烧伤 3 个月，右侧膝盖、胫前皮肤移植。

个人史：否认吸烟、饮酒史。

家族史：否认有遗传疾病史，家族中无同病患者。

体格检查：双肺呼吸音低，右肺闻及少量湿啰音。腹稍硬，无压痛、反跳痛及肌紧张。右下肢膝盖、胫前 8cm×8cm 皮肤移植术后，左下肢胫前皮肤 4cm×3cm 结痂伤口。无双下肢水肿，足背动脉搏动可。

辅助检查：实验室检查（2014-08-16），血常规显示血红蛋白 126g/L，血小板计数 365×10⁹/L，红细胞计数 4.28×10¹²/L，白细胞计数 6.51×10⁹/L；尿液分析未见异常，肝、肾功能未见异常；结核抗体阴性；D- 二聚体 6 830μg/L。血气分析（2014-08-15）显示 $PaCO_2$ 37.3mmHg，PaO_2 90.0mmHg，pH 7.404；血红蛋白 109.9g/L。肺动脉 CTA 显示右下肺动脉栓塞；肺气肿，慢性支气管炎；右肺下叶炎症；左肺底坠积性炎症；两侧腋窝淋巴结肿大；肝内囊肿（图 8-2）。胸部 CT 检查显示右侧少量胸腔积液并右下叶条索状影，伴边缘性肺实变、肺不张，应高度警惕合并右下叶后基底段"肺栓塞"可能，建议随诊；左下叶条索状影，伴边缘坠积性肺膨胀不良；两上叶胸膜下型肺气肿；右侧肋膈角区、气管隆嵴下淋巴结轻度增大；肝多发小囊肿（图 8-3）。

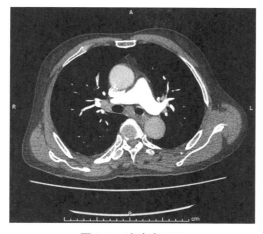

图 8-2 肺动脉 CTA

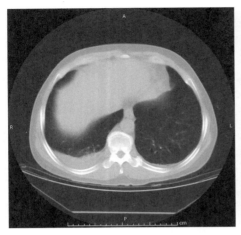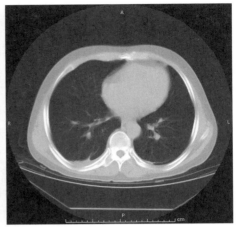

图 8-3　胸部 CT

入院诊断：肺栓塞。

诊治过程、临床分析与决策：患者老年男性，主因间断胸闷憋气、咯血 2 个月入院。既往行植皮手术后出现右下肢深静脉血栓形成，入院后完善相关检查，D- 二聚体升高，肺动脉 CTA 提示右下肺动脉栓塞，肺栓塞诊断明确。立即给予华法林 3mg、1 次 /d+ 低分子量肝素 4 250U、2 次 /d 积极抗凝治疗，并定期复查凝血常规，待抗凝达标后停用低分子量肝素。同时给予抗炎、化痰、平喘、改善循环等综合治疗，改善患者症状。治疗 2 周后，患者症状明显改善。复查胸部 CT 显示右侧胸腔积液较前减少，右肺下叶条索状影伴边缘性肺实变、肺不张较前好转；两上叶胸膜下型肺气肿；右侧肋膈角区、气管隆嵴下淋巴结轻度增大（图 8-4）。肺动脉 CTA 检查未见确切异常；两肺尖区间隔旁型肺气肿，右肺底局灶性炎症；考虑肝脏多发小囊肿（图 8-5）。上述证实肺栓塞消失。

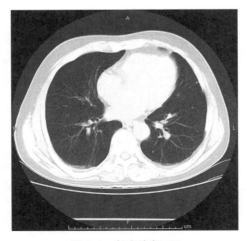

图 8-4　复查胸部 CT

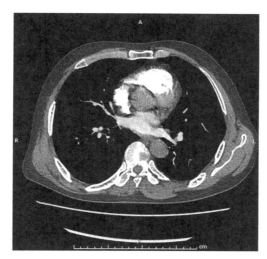

图 8-5　复查肺动脉 CTA

最终诊断：肺栓塞；下肢深静脉血栓形成；烧伤植皮术后。

预后及随访：患者出院后 1 个月复查提示恢复良好，未再诉有明显不适。

讨论：本例患者存在下肢深静脉血栓形成，属于肺栓塞高危人群。对存在肺栓塞危险因素（下肢深静脉血栓形成或肺栓塞病史，最近手术或制动病史，癌症），特别是并存多个危险因素的病例，需有较强的诊断意识。高危病例出现不明原因的呼吸困难、胸痛、晕厥和休克时，需重视肺栓塞的可能。本例患者烧伤后植皮术后出现下肢深静脉血栓形成，并出现胸闷、憋气及咯血。由于烧伤患者本身存在凝血功能紊乱，应尽早对患者进行评估并给予积极抗凝治疗，预防血栓形成。

（二）以咯血为主要表现的室间隔缺损肺动脉高压

患者男性，57 岁。

主诉：间断咯血 24 年，胸部不适 3 小时。

现病史：患者 24 年前出现咯血，无胸闷、胸痛，无头晕、黑矇，无心搏不适，就诊于北京某医院，诊断为"先天性心脏病，室间隔缺损"，不能手术治疗。平素口服"硝酸异山梨酯、硝苯地平"等药物，间断咯血，多次于当地医院诊治。3 小时前无明显诱因出现明显心悸伴胸痛及后背痛，无明显胸闷，持续无好转，就诊入院。

既往史：无其他。

个人史：否认吸烟、饮酒史。

家族史：否认有遗传疾病史，家族中无同病患者。

体格检查：血压 130/85mmHg。右肺呼吸音清，左肺可闻及湿啰音。心率 82 次 /min，律齐，未闻及杂音。腹软，肝、脾肋下未触及。双下肢无水肿。

辅助检查：急诊血常规显示红细胞计数 $6.84×10^{12}$/L，血红蛋白 214g/L；凝血常规、BNP、肌红蛋白正常；血气分析显示 PaO_2 57.1mmHg；生化系列显示总胆红素 33.7μmol/L，肌酐 112μmol/L，尿酸 489μmol/L。心电图显示窦性心律，右束支传导阻滞，前壁导联 T 波倒置。超声心动图显示先天性心脏病，室间隔缺损，肺动脉高压，右心扩大（右心房前后径

38mm，右心室舒张末期前后径27mm），主动脉瓣硬化，主肺动脉宽29mm，三尖瓣中度反流，左心室舒张功能减低，左心室收缩功能未见明显异常，结合临床；心功能测定EF 61%。彩色多普勒及Doppler探测显示二尖瓣舒张期血流频谱A峰>E峰；门静脉峰值流速（PV-V_{max}）1.7m/s；三尖瓣收缩期可见轻度反流，V_{max} 3.9m/s，压差41mmHg；TI法估测肺动脉压51mmHg，肺动脉高压。胸部CT检查显示梨形心，肺动脉高压，尤以主肺动脉增粗为著，两肺小叶间隔增厚伴磨玻璃样密度增高影——考虑两侧肺淤血，应警惕合并肺水肿，请密切结合临床相关症状、体征及实验室结果。

入院诊断：先天性心脏病，室间隔缺损；肺动脉高压。

诊治过程、临床分析与决策：患者诊断依据充分，诊断明确。患者现因肺动脉高压导致咯血，目前的手段只能通过强心、利尿改善心功能及降低肺动脉压缓解症状，同时给予营养心肌、抗感染等综合治疗改善症状。

最终诊断：先天性心脏病，室间隔缺损；肺动脉高压；心功能不全。

预后及随访：1个月后随访，患者咯血症状控制尚可。

讨论：室间隔缺损是室间隔在胚胎时期发育不全，形成异常交通，在心室水平产生左向右分流的疾病，是最常见的先天性心脏病，约占先天性心脏病的20%。缺损小者，可无症状。缺损大者，症状出现早且明显，以致影响发育，有气促、呼吸困难、多汗、喂养困难、乏力和反复肺部感染的症状，严重时可发生心力衰竭，有明显肺动脉高压时可出现发绀、咯血。本例患者因为肺动脉高压而失去封堵手术机会，由肺动脉高压所致的咯血可通过降低肺动脉压缓解，而在降低肺动脉压时应注意避免心功能恶化。

（三）法洛四联症导致的咯血

患者男性，51岁。

主诉：间断胸闷30年，咯血15年，胸闷、憋气20天。

现病史：患者30年前出现胸闷，活动后明显，活动耐力下降，查超声心动图诊断为"法洛四联症"，未予以药物治疗。15年前出现咯血，抗炎、对症止咳、化痰等治疗后好转。20天前受凉感冒后出现胸闷、憋气，无胸痛，伴咳嗽，咳少量白痰，并咯血，活动时加重，休息后可缓解，夜间可平卧，未予诊治，近年来症状逐渐加重，为求进一步诊治入院。

既往史：无其他。

个人史：否认吸烟、饮酒史。

家族史：否认有遗传疾病史，家族中无同病患者。

体格检查：血压127/87mmHg。双肺呼吸音粗，可闻及散在湿啰音。心率92次/min，律齐，心音可，胸骨左缘第三、四肋间可闻及3/6级收缩期杂音。腹软，肝、脾肋下未触及。双下肢中度水肿。

辅助检查：血常规显示红细胞比容67.0%，血红蛋白216g/L，红细胞计数7.09×10¹²/L。hs-cTnI 0.008 0ng/ml，NT-proBNP 3 453pg/ml。凝血常规显示部分凝血活酶时间43.70s，凝血酶原时间14.5s。生化全项显示白蛋白4g/L，总蛋白54g/L，CK-MB 51.3U/L，LDH 373U/L，尿酸560μmol/L，α-HBDH 323U/L。D-二聚体3 580μg/L。胸部CT检查显示双肺感染，双侧胸腔积液，建议治疗后复查；心包少量积液；符合法洛四联症表现（图8-6）。超声心动图显示先天性心脏病，法洛四联症（右心肥大，室间隔缺损，肺动脉瓣狭窄，主动脉骑跨），左心功能未见明显异常（图8-7）。

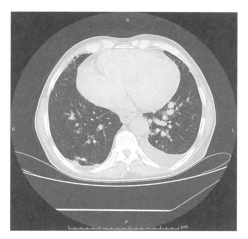

图 8-6　胸部 CT

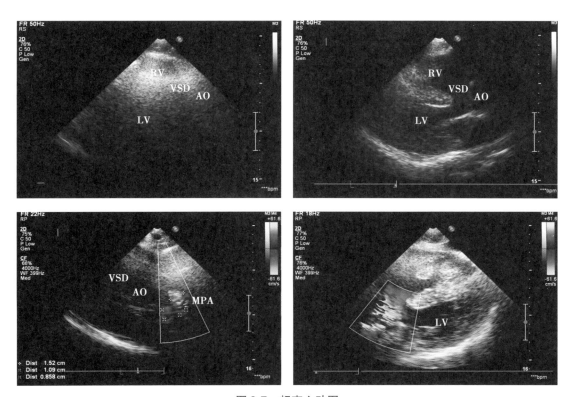

图 8-7　超声心动图

入院诊断：法洛四联症。

诊治过程、临床分析与决策：患者诊断依据充分，诊断明确。本例患者诊断为法洛四联症明确，已无手术机会。现因肺动脉高压导致咯血，予以强心、利尿改善心功能及降低肺动脉压缓解症状，同时给予营养心肌、抗感染等综合治疗改善症状。

最终诊断：法洛四联症，心功能不全。

预后及随访：1 个月后随访，患者咯血症状控制尚可。

讨论：**法洛四联症是存活婴儿中最常见的发绀型先天性心脏病，其发病率占各类先天性心脏病的 10%～15%。法洛四联症由以下 4 种畸形组成，包括肺动脉狭窄、室间隔缺损、主动脉骑跨、右心室肥厚。本例患者无法通过手术治愈。目前因肺动脉高压导致的咯血可通过降低肺动脉压缓解，而在降低肺动脉压时应注意避免心功能恶化。**

（四）以咯血为主要表现的射频消融术并发症

患者女性，51 岁。

主诉：间断心慌 8 年，加重 7 天。

现病史：患者 8 年前因血压高于门诊就诊，听诊心脏有杂音，查超声心动图提示主动脉瓣、二尖瓣、三尖瓣均关闭不全，偶有心悸，口服普罗帕酮或美西律控制心率，效果尚可。近 2 年心慌症状出现时伴有憋气，双下肢水肿，间断夜间不能平卧。7 天前活动后心悸加重明显，伴气短，背部疼痛，门诊查 24 小时动态心电图提示频发阵发性房性心动过速，为进一步治疗入院。

既往史：高血压病史 10 年，血压最高达 180/110mmHg，平素口服复方利血平控制血压，血压控制尚可。甲状腺结节术后 10 年。腰椎间盘突出症多年。

个人史：否认吸烟、饮酒史。

家族史：否认有遗传疾病史，家族中无同病患者。

体格检查：血压 139/76mmHg。双肺听诊呼吸音清，未闻及干、湿啰音。心率 71 次 /min，律齐，心音可，各瓣膜听诊区未闻及病理性杂音。腹平，全腹无压痛及反跳痛，未触及异常包块，肝、脾肋下未触及。双下肢轻度凹陷性水肿。

辅助检查：实验室检查显示红细胞沉降率 50mm/h；血常规、凝血常规、生化全项均正常，HIV 抗体阴性，免疫八项未见明显异常，甲状腺功能正常。心电图显示窦性心律，心率 71 次 /min。胸部 CT 检查显示右下肺胸膜下小结节，建议随诊；冠状动脉钙化（图 8-8）。超声心动图显示左心房轻度增大（33mm），主动脉瓣及三尖瓣少量反流，左心功能未见明显异常。

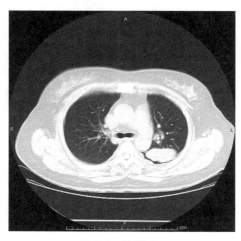

图 8-8 胸部 CT

入院诊断:心律失常;阵发性房性心动过速。

诊治过程、临床分析与决策:患者行射频消融治疗,于导管室行左颈静脉穿刺,因既往左颈部手术瘢痕,穿刺不顺利,患者出现胸闷、咯血,吸气后加重。考虑穿刺局部存在出血,并伤及气管。遂停止手术,咯血明显减少。胸部 X 线检查未见胸腔异常,纵隔未增宽。抗生素预防感染,停用抗栓药物,营养心肌,对症止痛治疗。复查胸部 CT 显示左侧胸膜增厚并左侧斜裂局限性略高密度影,结合临床病史,考虑积血;右肺中叶及双肺下叶条索灶,右肺下叶胸膜下微小结节,建议随诊;冠状动脉钙化;气管旁低密度影,局限性积液(图 8-8)。请呼吸内科会诊,建议继续积极治疗,给予止痛对症处理;请心胸外科会诊有无外科手段处理胸腔情况,建议随诊观察。

最终诊断:心律失常,阵发性房性心动过速;血胸形成。

预后及随访:患者行左颈静脉穿刺后出现胸闷、憋气伴咯血,停止穿刺后症状改善,行胸部 CT 检查提示血胸,请相关科室协助诊治,建议保守治疗。予以对症处理后症状明显改善,出院 1 个月后患者症状消失,未再出现胸闷、憋气及咯血。

讨论:心血管射频消融介入手术时,需要行颈静脉穿刺植入标测,穿刺过程中若将静脉壁撕裂或穿透,同时又将胸膜刺破,血液经破口流入胸腔,形成血胸。如果同时伤及气管,导致咯血可能。在穿刺颈静脉的同时应慎重,若发生该情况,停用抗栓、抗凝药物,予以抗炎、对症止痛治疗。

(万艳芳 马晓丽)